血流がよくなり免疫力アップ！

病気を治したいなら 1分間肝臓をもみなさい

【新装版】

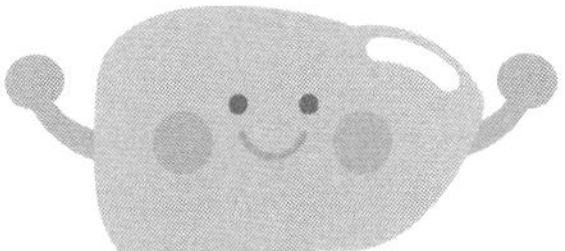

高林孝光［著］
アスリートゴリラ鍼灸接骨院院長

栗原 毅［監修］
栗原クリニック東京・日本橋院長

ワニ・プラス

はじめに

　あなたはふだん、肝臓のことを気にしていますか？

「イエス」と答えた人は、お酒が大好きな人か、相当に自分の体や健康に気を使っている人でしょう。しかし、そういう人は少数派で、「ノー」と答える人がほとんどではないでしょうか。肝臓がどんな働きをしているのかはもちろん、なかには肝臓がどこにあるのか知らない人もいるかもしれません。

　お酒が大好きな人でも、肝臓を気にするのは飲みすぎて二日酔いのときだけ。二日酔いの具合の悪さが消えれば「のど元過ぎれば熱さを……」で、肝臓のことは気にしないはずです。ましてや、肝臓にやさしくしてあげている人となると、皆無に近いでしょう。

　私たちの体にはたくさんの臓器があって、それぞれが重要な役割を果たしています。脳、心臓、肝臓、胃、腸、腎臓……どれか1つ欠けても、私たちは健康な毎日を過ごすことができません。

　しかし、あえていちばん大切な臓器は何かと聞かれたら、私は**「肝臓」**と答えるでしょう。というのも、肝臓は人体の**「総合化学工場」**であり、**「血液のコントロールセンター」**だからです。肝臓には3つの大きな働きがあります。食品に含まれる栄養素を使いやすい形に作り替える**「代謝」**の働き、アルコールや食品添加物など体にとって有害なものを無害なものに作り替える**「解毒」**の働き、そして、脂質の消化・吸収を助ける**「胆汁の分泌」**の働きです。

これら以外にも、アミノ酸を合成してたんぱく質を作ったり、酵素を作り出したり、筋肉や骨など体を構成する組織を支えたりなど、実に500以上の働きをしています。肝臓が「総合化学工場」といわれるのはこのためです。

「総合化学工場」である肝臓が仕事をした成果は、血液に乗って全身をめぐり、各臓器や器官に届けられたり体の外に出されたりします。つまり、**血液の質を決めているのは肝臓**で、肝臓は「血液のコントロールセンター」ともいえるのです。

その肝臓が疲れたり、弱ったりしたらどうなるのでしょう。

代謝、解毒、胆汁の分泌をはじめ、数百の仕事の効率が落ちると、血液の質が悪くなります。その質の悪い血液が全身をめぐることで、老化のスピードが高まります。見た目にも血色が悪くなり、皮膚はカサカサ。シミ、シワも目立ってきます。各臓器や器官も本来の働きができず、体のあちこちに不具合や不調が現れてきます。
よく**「血液をサラサラにするとよい」「ドロドロ血液はよくない」**といわれます。もちろん、ドロドロよりサラサラのほうがよいに決まっていますが、たとえ血液がサラサラでも、栄養が少なかったり、毒がまざったりしていては、元も子もありません。

また、**肝臓は臓器のなかで最も温度の高い臓器**です。元気で温度の高い肝臓で作られた温かい血液が体をめぐれば、全身の細胞が活発になります。反対に、弱って温度の低い肝臓で作られた血液は冷たく、それが全身を冷やすことにつながります。

残念なことに、肝臓が疲れたり弱ったりしても、その持ち主である私たちはなかなか気づきません。**「沈黙の臓器」**と呼ばれる肝臓は、働き者である以上にとてもがまん強い臓器だからです。そのがまん強さは、肝臓の70％が破壊されても元どおりに再生し、以前と同じ仕事をこなしてくれるほどです。

だからといって、「再生するなら安心だ」と思ってはいけません。肝臓が大きな声で悲鳴を上げるのは最後の最後。それまでにどんどん老化が進み、ほかの内臓や器官が「もうダメだ」と悲鳴を上げているはずです。

つまり、大きなダメージを受けても再生させなくてはいけないほど、肝臓は大事だということです。

「いままで肝臓を気にしていなかった」「肝臓をねぎらっていなかった」という人でも、本書を手にとられたことは、「肝臓にやさしくしてあげよう」という気持ちがめばえている証《あかし》です。

肝臓にやさしくする方法は、バランスの取れた食事や適度な運動、じゅうぶんな睡眠など、規則正しい生活が基本です。お酒を飲む人は休肝日を設け、できるだけ薬を飲まないこともポイントです。これらに加え、もっと積極的に肝臓にやさしくする方法として、私は**「肝臓マッサージ」**をおすすめします。

最近、「○○マッサージ」「△△もみ」というタイトルの健康実用書が多く出版されています。手に取ってみると、これはよさそうだという健康法もあれば、実際には手で触れることのできない臓器を「もむ」という、疑問符のつくような方法もあります。

肝臓は、皮膚を通して手でさわることができる臓器の1つです。

肝臓マッサージでは、**肝臓に適度な刺激を与えることで、疲れて弱った肝臓を元気にすることができます。**また、刺激を与えることで圧電効果を生み出し、イオンチャネルと呼ばれる全身の細胞の血液の出入り口を開く効果が期待できます。

肝臓マッサージは、**肝臓を元気にして質のよい温かい血液を作り出し、各細胞の血液の出入り口を開いて血流をアップすることを目的とした健康法**です。加えて本書では、温かい血液を保温する効果があるツボの押し方も紹介します。

質のよい温かい血液が全身の細胞に行き渡ることで、各臓器や器官が活性化し、さまざまな不調や不具合が改善するだけでなく、全身の若返りにも役立ちます。

肝臓マッサージとツボ押しは、1～2分あればどこでも簡単にできる方法です。疲れが取れにくくなったなど、ささいな体調不良が、実は肝臓の「疲れているよ」というメッセージである場合が少なくありません。

肝臓をいたわり、肝臓にやさしくして元気を取り戻すことで、あなたの健康や若返りに、本書がお役に立てれば幸いです。

２０２３年８月

高林孝光

もくじ

※本書は2018年6月にマキノ出版より刊行した『病気を治したいなら肝臓をもみなさい』の新装版として、一部改稿と新たな書き下ろしを加えたうえで書籍化したものです。

第1章

肝臓は
健康の要

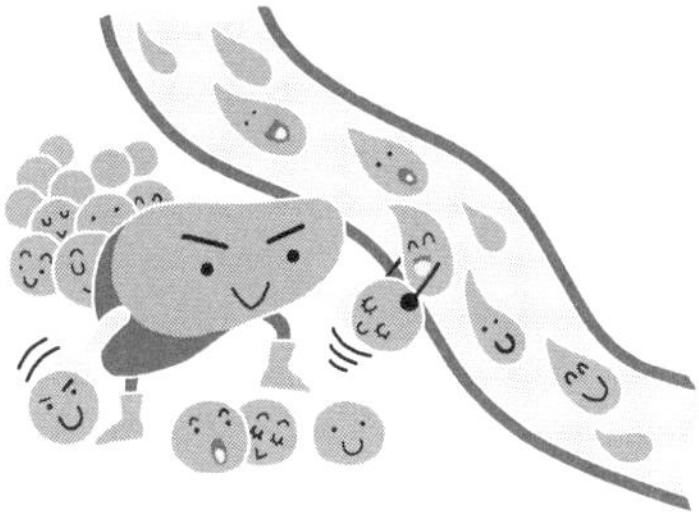

慣用句やことわざからもわかる肝臓の大切さ

慣用句やことわざ、四字熟語には、人間の体の部位や臓器が使われているものがたくさんあります。

私たちがよく耳にする例をいくつかあげてみましょう。

●頭：「頭隠して尻隠さず」「頭角を現す」
●口：「口裏を合わせる」「口がすべる」
●手：「濡れ手で粟」「かゆいところに手が届く」
●のど：「のどから手が出る」「のど元過ぎれば熱さを忘れる」
●心臓：「肝心要《かんじんかなめ》」「心臓に毛が生えている」「ノミの心臓」
●肝臓：「肝心要」「肝腎」「肝を冷やす」「肝がすわる」
●腎臓：「肝腎」
●へそ：「へそで茶を沸かす」「へそを曲げる」

このほかにも髪の毛や顔のパーツ、指、爪、腹、かかとなど、体のあらゆる部位や臓器を含んだ言葉があります。

ところで、みなさんに注目していただきたいのは、心臓、肝臓、腎臓の項の**「肝心」「肝腎」**です。

どちらも「とくに大切なこと」を表す言葉です。「肝と心」「肝と腎」、つまり、**肝臓と心臓、腎臓**はどれも私たちにとって大事な臓器です。

用語的には「肝心」も「肝腎」も間違いではないようですが、どちらの言葉にも「肝」が入っています。しかも、「心肝」「腎肝」ではなく、「肝」が言葉の先頭にあります。

心臓も腎臓も私たちが生きていくうえで必要不可欠な大切な臓器ですが、両方の言葉に入っていて、しかも「心」と「腎」を従えて「肝」が先頭にあることは、最も重要な臓器は肝臓ということを表しているのでしょう。

「肝」が入っている言葉には、ほかにも、**「肝がすわる」「肝に銘じる」「肝を砕く」「肝を冷やす」**など、人にとって重要な事柄や場面を表すときに使われるものばかりです。

このことからも、肝臓の大切さを推し測ることができます。

肝臓は壊れても再生する人体で最大の臓器

肝臓は、胸とおなかを区別する横隔膜のすぐ下、胃の右側でほとんどが肋骨の内側に隠れていますが、一部は肋骨より下にはみ出していて、手でさわることができます。腹腔内（横隔膜~骨盤の腹部）最大の臓器で、重さは成人男性で約1・2~1・6キロあります。これは体重の約50分の1の重さで、脳よりも重くて大きいものです。

スーパーや焼き肉店などで加熱用のウシやブタのレバー（肝臓）を見ると、全体的に赤みを帯びた色をしています。私たちの肝臓も同じようにアズキ色をしています。それもそのはず、**肝臓には全身を流れる血液の10~15%、約600グラムが蓄えられているから**です。

肝臓には、肝動脈と門脈（静脈の一種）の2つの血管から血液が流れ込みます。肝動脈は心臓からつながっていて、新鮮な酸素が含まれた血液が肝臓に入ってきます。門脈からは、小腸で吸収した栄養をたっぷり含んだ血液が運び込まれてきます。

肝臓の位置と周辺の臓器

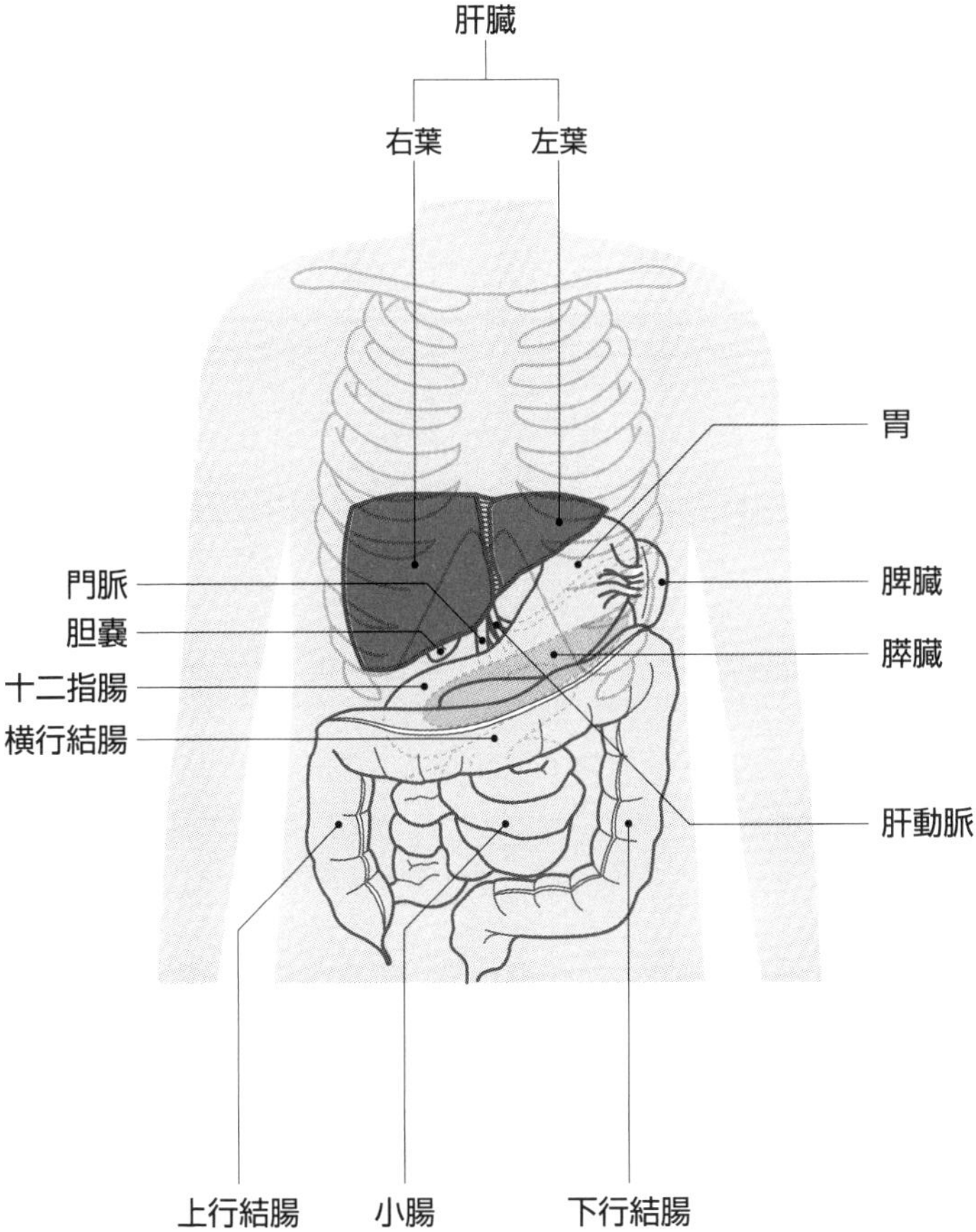

肝臓は人体の「関所」にたとえられることがあります。それは、小腸で吸収した栄養を運ぶ血液が、いったんすべて肝臓に集まってから全身にめぐらされるからです。

２つの血管から入ってきた血液は肝臓の中で合流し、肝臓内の毛細血管を流れて、栄養を細胞に分配したりガス交換をしたりしたあとに、肝静脈から心臓へ戻っていきます。肝臓が１日に処理する血液の量は約２１６０リットル。１分間に１・５リットルもの血液が肝臓を出入りしています。

肝臓が行っている仕事は５００以上もあるとされ、そのどれもが、私たちが生命を維持するうえで欠かせないものです。その中でも重要な仕事が、**「栄養の代謝」「解毒」「胆汁の分泌」**の３つです。仕事ひとつひとつのメカニズムもとても複雑で、そのため、肝臓は**「人体の総合化学工場」**といわれています。

現代の科学をもってしても、肝臓そのものはもちろん、肝臓と同じ仕事をする化学工場を造るのは不可能だといいます。

総合化学工場である肝臓には、２５００億個の肝細胞がつまっています。ただし、すべての細胞がフル活動しているわけではありません。それには理由があって、肝細胞が部分的に破壊されるなどの不測の事態に備えて、余力を残して働いているのです。

その再生能力は驚異的で、**肝臓の70％を切除しても、再生して元の機能を取り戻します。**ただし、破壊が80％以上に及ぶと機能不全になるといわれています。

肝臓の強さについては、ギリシャ神話にもその再生力を示す逸話が登場します。プロメテウス（先見の明を持つ者）は火を盗んで人間に与えたとして、主神ゼウスに罰を与えられ、岩山に鎖でつながれたプロメテウスは、生きながらにしてオオワシに肝をついばまれます。ところが翌日には肝臓は元どおりになっていて、それをまたオオワシについばまれるという無限の苦しみが3万年続きましたが、たまたま通りかかったヘラクレスがオオワシを退治して、ようやく解放されたといいます。

このように予備力と再生能力を持つ肝臓は、肝臓自体に神経が通っていないため、多少のダメージを受けても痛みを感じません。同様に、病気などによって機能が低下しても自覚症状を感じにくいのです。したがって、体調の異常を感じたときには、すでに肝臓の病気や機能低下がかなり進んでいることも少なくありません。このことから肝臓は「**沈黙の臓器**」と呼ばれています。

働き者でがまん強く、不死身とも思われる再生能力を持つ肝臓だからこそ、常にいたわって元気に働いてもらいたいものです。

肝臓はほかの臓器より温度が高く基礎代謝もNO.1

おなかの中にある**臓器のうちで最も大きい肝臓は、その温度も41℃以上**あるとされています。これはほかの臓器と比べてだいたい5℃ほど高いようです。

次の項で詳しく説明しますが、肝臓は消化・吸収された栄養をエネルギーに換える**「代謝」**や、体に入ってきた有害物質を無毒化する**「解毒」**など、500以上の仕事をしています。

仕事量は「ジュール（あるいはワット）」という単位で表しますが、これは熱量の単位と同じです。つまり、仕事をたくさんすればするほど、それだけ多くの熱が発生するのです。

私たちも、力仕事をすれば体が熱くなるのを実感できますし、頭を使うとなんとなく頭が熱くなるような気がします。コンピュータでも、計算（仕事）の多い写真や動画の作業をすると熱くなって、冷やすために内蔵のファンが回り始めます。

同じように、500以上もの仕事をこなしている肝臓は、その仕事をする過程で多くの熱を発生するため温度が高いのです。

肝臓の次に温度が高いのは心臓で、40℃くらいです。ドクドクと絶え間なく動いているので仕事量も多く、熱を発生しているのは納得がいきます。

これに対して、胃や腸の温度は低めです。これは、胃や腸は管状になっていて中が空洞なのと、口で外部とつながっているからです。肝臓は中身がつまっていますし、心臓は血液で満たされているうえに、両方とも外部とはつながっていません。

ところで、みなさんは**「基礎代謝」**という言葉をご存じでしょうか。基礎代謝とは、安静にしていても、生命活動を維持するために必要なエネルギー（熱量）のことです。そのエネルギーは成人男性で1日約1500キロカロリー、女性で約1200キロカロリーとされています。

私たちが1日に消費するエネルギーは、**基礎代謝が60%、活動代謝が30%、残りの10%は食事による熱**で、基礎代謝の割合がかなり多くなっています。そして、私たちの臓器や器官が基礎代謝で消費するエネルギーの割合を見ると、**肝臓27%、脳19%、筋肉（骨格筋）18%、腎臓10%、心臓8%と肝臓が第1位**です。

よく「基礎代謝を上げるには筋肉を増やすのがよい」と耳にします。その**筋肉より**

肝臓のほうが9%も基礎代謝が高いというのは意外です。

この数字は、日中はもちろん、寝ている間も、それだけ肝臓が数多くの仕事を休みなくこなし、私たちの生命と健康を一生懸命に維持してくれている表れなのです。

肝臓の働き① 栄養の代謝
栄養素を使いやすい形に作り替える

肝臓がこなす500以上の仕事のうち、とくに大切なのは**「代謝」「解毒」「胆汁の分泌」**の3つです。ここからは、それぞれの仕事を詳しく見ていきましょう。

食品に含まれる栄養素は、そのままの形では使えません。胃や腸で消化・吸収したあとに肝臓に運ばれ、肝細胞内の酵素による化学反応によって体内で使いやすい形に作り替えられます。この機能が「代謝」と呼ばれるものです。

肝臓は糖質、脂質、たんぱく質の3大栄養素をはじめ、さまざまな物質の代謝を行っています。

●糖質代謝

ごはんやパンに多く含まれる糖質は、体のエネルギー源として大切な栄養素です。糖質はグルコース（ブドウ糖）に分解されて小腸から吸収され、門脈を通って肝臓に運ばれます。グルコースは肝臓内でグリコーゲンに変えられて蓄えられ、必要に応じて再びグルコースに作り替えられて血中に放出され、全身に運ばれてエネルギー源として使われます。よく耳にする血糖値は、このグルコースの放出量によって調節されています。

●脂質代謝

脂質は３大栄養素のうち最も大きなエネルギー源になると同時に、油に溶けやすいビタミンなどのミネラル類を摂取するうえでも重要です。脂質は胆汁と膵臓から分泌される酵素によって分解され、小腸で吸収されて主にリンパ管を通って肝臓に運ばれます。肝臓では中性脂肪やコレステロール、リン脂質に変えられて血液中に流され、細胞膜を作ったりホルモンの材料として利用されたりします。脂肪肝は、アルコールの飲みすぎや糖尿病、肥満などで肝臓に中性脂肪が多くたまった状態です。

●たんぱく質代謝

肉や魚、大豆、卵などに豊富なたんぱく質は、アミノ酸に分解されて肝臓に運ばれます。肝臓では、アミノ酸をアルブミンやフィブリノーゲン、グロブリンなど人の体に合った形のたんぱく質に作り替えています。アルブミンは血管から水分が漏れ出るのを防いでいるため、肝臓の機能が衰えると手足がむくんだり腹水がたまったりします。また、フィブリノーゲンは血液を固める働き、グロブリンは免疫機能（細菌やウイルスなど病原体を打ち負かす働き）にかかわっています。

肝臓の働き② 解毒

有害物質を無害化する

私たちの体には、毎日の生活で知らず知らずのうちに有害物質が入り込んでいます。食品に含まれる**食品添加物**や**残留農薬**、**アルコール**に加え、病気を治すために口にする**薬剤**も有害物質であるという見方ができます。さらに、体内で発生する有害物質もあります。

これらの有害物質を体内に長時間とどめておいたり、ため込んだりするわけにはいきません。一刻も早く無害化し、排出しなければなりません。**肝臓はこれら有害物質を分解し、体に無害な物質に変化させ、排出する重要な働き**をしています。

そのさい、酸化還元、加水分解、抱合《ほうごう》などさまざまな化学反応が行われます。

アルコールを例に、肝臓の解毒作用を見てみましょう。

血液中のアルコールは、肝臓でアルコール脱水酵素によって分解され、アセドアルデヒドという物質に分解されます。実は、アセドアルデヒドはアルコールより毒性が強く、お酒を飲んだときに顔が赤くなったり、動悸や吐きけ、頭痛を起こしたりする原因になります。

肝臓の解毒作用が発動すると、アルデヒド脱水酵素が働いてアルコールは無害な酢酸に分解され、血液に流されます。血液が全身をめぐるうちに水と二酸化炭素に分解され、最後は尿や汗、息になって排出されます。

ちなみに**二日酔いは、アルコールの摂取量が多すぎて肝臓の解毒作用が追いつかず**

に、**アセトアルデヒドが分解しきれていない**ために起こります。

肝臓の解毒作用のもう1つの大切な仕事は、**アンモニアの代謝**です。アンモニアは人体にとって有害な物質で、アンモニアが脳に届くと肝性脳症と呼ばれる意識障害を起こします。

肝臓では、この有害なアンモニアを、たんぱく質代謝機能によって分解し、無害な尿素に変えて尿として体外に排泄します。

よく健康には「**サラサラ血液**」が大事といわれます。もちろん、血液がサラサラなことは大切ですが、そこに有害物質がまざっていたのでは意味がありません。血液をサラサラな状態に保つことに加え、「**毒なし血液**」にする必要があります。その役割を担っているのが肝臓なのです。

肝臓の働き③ 胆汁の分泌
脂質の消化・吸収を助ける

肝臓の３つめの大切な仕事は、**胆汁の分泌**です。
胆汁という名前から、胆嚢で作られているものとイメージしがちですが、実は、肝臓で１日に６００～１０００ミリリットルほど作られています。胆汁の役割は、脂質を乳化して細かくし、**リパーゼ**という消化酵素と反応しやすくして、脂質の消化・吸収を助けることです。

胆嚢は肝臓で作られた胆汁を一時的にためておく袋で、肝臓の裏側、肝臓と十二指腸をつなぐ管の途中にあります。長さ10センチ、幅４センチほどの洋ナシのような形をしています。

肝臓で作られた胆汁は、食事をしていないときに肝臓から出て胆嚢にたまります。胆嚢では水分が吸い取られて5～10倍に濃縮され、食べたもの、とくに脂質が十二指腸に到達すると、胆嚢が収縮して胆汁が注がれるしくみになっています。

これだけではなく、胆汁には肝臓の解毒作用と協力して老廃物（体内で不要になり、体外に排出されるべき物質）を体の外に出す働きも持っています。

胆汁は黄褐色をしていますが、これも老廃物を排出する働きによるものです。黄褐色のもとは**ビリルビン**という成分で、これは古くなって破壊された赤血球の一部からできています。

肝臓はビリルビンを水に溶けやすい形にして胆汁にまぜて分泌し、最終的には尿や便として排泄します。尿の色が黄色いのも、便が茶色っぽいのも、ビリルビンがもとになっているからです。

何らかの原因で胆汁の分泌がうまくいかなくなると、便が白っぽくなったり尿が茶色っぽくなったりします。反対に、血液中のビリルビンの量が増えると、皮膚や白目が黄色っぽくなる、いわゆる**黄疸症状**が現れます。これらの症状が現れるのは、肝臓が弱ってきている危険信号と考えてよいでしょう。

ちなみに、熊の胆嚢を乾燥させた「熊胆《ゆうたん》」は、消化器系の強化、元気の源として古くから中国や日本で用いられてきました。

肝臓の〝疲労〟が体の不調・老化を引き起こす

「代謝」「解毒」「胆汁の分泌」以外にも、肝臓はとても多くの仕事をしています。「人体の総合化学工場」と呼ばれるだけあって、その数は５００以上にもなることはお伝えしたとおりです。

私たちが生きていくためには、コントロールタワーである脳、給水ポンプである心臓、排水ポンプである腎臓など、さまざまな臓器や器官が連係して働かなければなりません。しかし、それも肝臓が食品の栄養素を各臓器や器官に必要な物質に作り替えて血液に乗せて全身に送り届けたり、有害物質を無害化したりしているからこそです。医療・科学の発達によって、人工心臓や人工透析の技術が確立されています。また、脳が死んでも心臓が動き続けていれば「生きている」と考える「脳死」の概念もあります。

ところが、**肝臓だけは人工的に作り出せません。**「70％が壊れても再生するから大丈夫」と楽観視するのは禁物。１００％壊れてしまったら、残された手は肝移植だけです。肝移植にはさまざまな高いハードルがあり、リスクも小さくありません。

こう考えると、**肝臓はまさに私たちの命や健康の要**といえるでしょう。

そんな肝臓のことを、みなさんはふだん、どれだけ気にしているでしょうか。肝臓が疲れたり弱ったりすると、それだけ体調が悪くなり、老化を早めることになります。


アルコールを例に、肝臓が疲れていく過程を考えてみましょう。

前述したように、アルコールが肝臓で分解されると、アセドアルデヒドという毒物ができ、それをさらに解毒して無害化して体の外に出しています。

個人差はありますが、**肝臓が処理できるアルコールの量は、体重が60〜70キロの人で1時間に5グラム**とされています。これはビールでいうと中びん約4分の1本、ウイスキーならダブルで約4分の1杯です。

そこから計算すると、ビール中びん1本、ウイスキーダブル1杯、日本酒1合それぞれのアルコール処理にかかる時間は約4時間になります。

たとえば、**ビール中びん1本に日本酒を2合飲んだとすると、アルコールの処理には12時間かかります。**夜の12時に寝たとして、アルコールがすっかり抜けるのは翌日

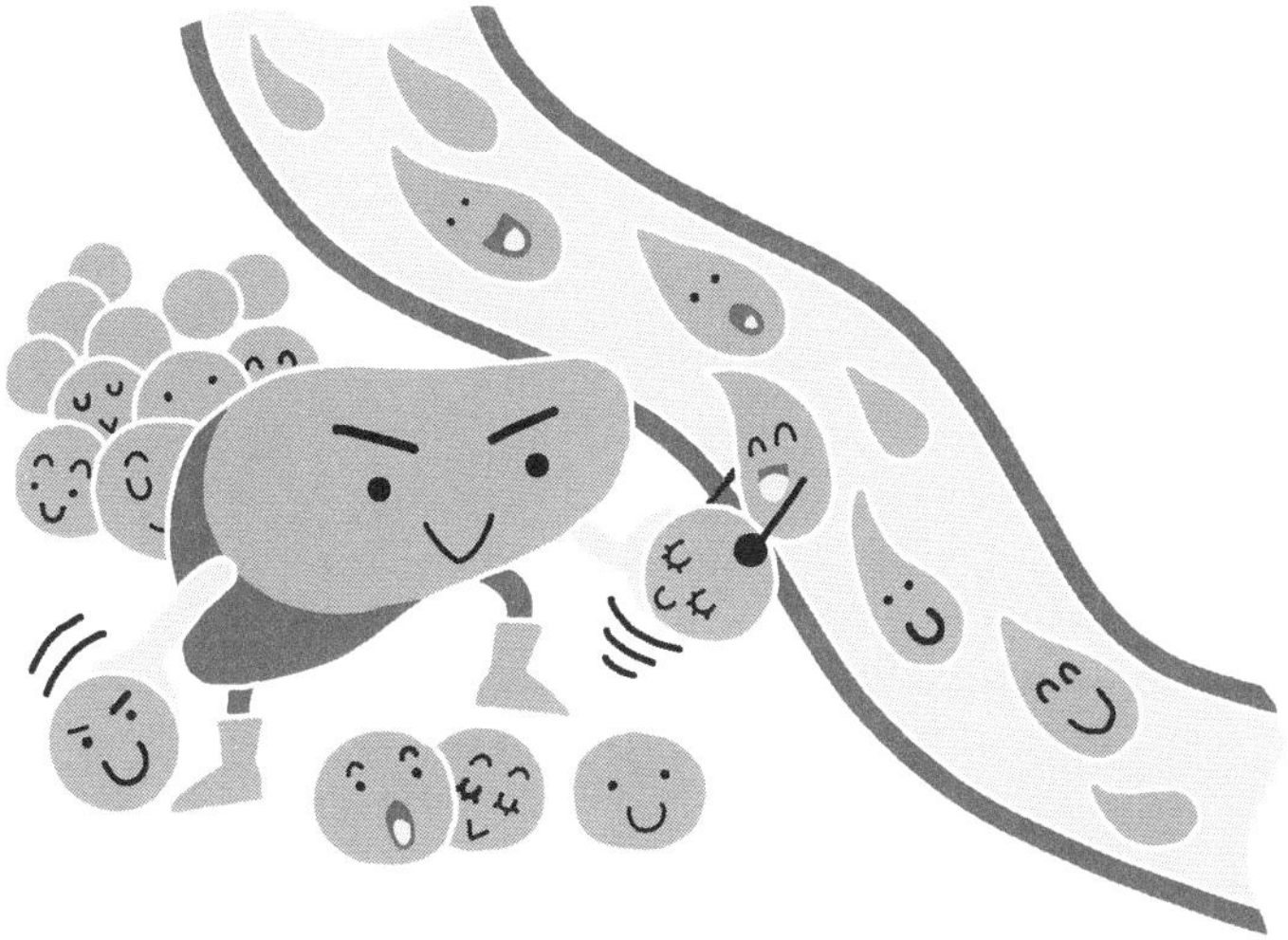

肝臓が元気だからこそ、ほかの臓器も元気に働くことができる

の正午です。この間、肝臓はずっと働き続け、必死にアルコールを無害なものに作り替えています。

アルコールが抜けきっていない朝や午前中は、頭が重かったりボーッとしたり、なかには二日酔いで吐きけや頭痛があって、「今日は飲まないぞ」と反省する人もいるでしょう。しかし、「のど元過ぎれば熱さを忘れる」ではありませんが、アルコールが抜けきるとだんだん体調がよくなってきて、「今日も飲むぞ」「晩酌くらいなら」と、また飲んでしまいがちです。

このようにアルコールを習慣的に飲

み続けると、肝臓は休むひまがありません。肝臓はアルコール分解だけでなく、ほかに500もの仕事をしなければなりません。これでは肝臓にどんどん疲れがたまってしまいます。

そんな疲れた肝臓のことを、本書では**「疲労肝」**と呼ぶことにします。

命や健康の要の肝臓が疲労肝になると、肝臓の仕事の能力や効率が悪くなり、それが体調の悪化や老化の加速として現れてきます。

それでも肝臓を気にしない生活を続けていると、**肝炎**や**肝硬変**（肝臓の細胞が壊れて肝臓全体が硬くなる病気）など重篤な状態に向かう危険もあります。

働き者でがまん強い「沈黙の臓器」だからこそ、日ごろからいたわり、疲労肝にしないよう心がけたいものです。

耳を澄ませば聞こえる疲労肝のメッセージ

疲労肝になる大きな原因はアルコールですが、お酒を飲まないからといって安心はできません。アルコール以外にも、疲労肝の原因はたくさんあります。そのいくつかをあげてみましょう。

●食べすぎ
●欠食
●早食い
●肥満
●睡眠不足
●薬の服用
●喫煙
●添加物の摂取

●過度なダイエット
●ストレス
●高血圧や糖尿病など生活習慣病

いかがでしょう。ご自身の生活を振り返って、何か当てはまることはないでしょうか。

1つでも当てはまることがあれば、あなたの肝臓は疲労肝になっている可能性が少なくありません。

「沈黙の臓器」の肝臓は、疲労肝になってもなかなか自覚症状が現れません。しかし、疲労肝からは**「疲れている」「もうクタクタだ」**というメッセージが発せられているはずです。それは小さな声かもしれませんが、その細やかなメッセージにも耳を傾けてください。

以下のようなメッセージに心当たりはありませんか？

●全身倦怠感・疲れやすくなった・仕事をする意欲がなくなった

●以前に比べて根気がなくなった・同じことをしていても疲れ方が違う
●イライラすることが多くなった
●お酒がおいしくなくなった・お酒に弱くなった・二日酔いが残りやすい
●食欲低下・脂っこいものが苦手・食事時でも空腹感がない・食後にもたれ感あり
●白目が黄色くなっている・肌が黄色くなっている（黄疸を示唆する症状）
●肌が荒れる・吹き出物が出やすい・肌が浅黒くなる・目の下にくまができる
●手の親指のつけ根や指先、手のひらが赤くなる
●胸や首に赤い糸くず状の発疹が出る（クモ状血管腫）
●右脇腹が重苦しい、鈍痛がある・ベルトがきつく感じる・背中の右側が凝る
●寝つけない・ぐっすり眠れない
●冷えがひどい
●抜け毛が多くなった
●微熱が出る
●むくむ
●尿の色が濃い・おしっこの黄色みが強いと感じる

- 鼻血が出やすい・何もしてないのに青アザができる・歯ぐきから血が出やすい
- ケガの治りが悪い
- ED（勃起不全）や膣壁が乾燥したり充血しなくなった（慢性肝臓病の傾向）

私自身は、お酒はたしなむ程度で、それも週に1〜2回飲むか飲まないかです。ただ、友人との飲み会や仕事関係の集まりがあるときには、自分でも「今日は飲みすぎかな」と感じるときがあります。

そんなときは一時的に疲労肝になるようで、**歯磨き中にえずき感**があったり、**寝ているときに足がつったり**します。これらはお酒を飲んだときにしか現れない症状なので、疲労肝からのメッセージと思っています。

また、東洋医学では、肝臓と目は密接な関係があると考えられています。確かに、お酒を飲んだ翌日は、**眼精疲労**（疲れ目）を感じることが多く、これも疲労肝のメッセージといえます。

さらに「疲労肝」が訴える、大きなメッセージを次の項からご説明します。

皮膚がかゆい人は肝臓が悪い疑いがある

●皮膚のかゆみ

肝臓が悪い人には皮膚がかゆいという症状が多いことが知られています。明らかな皮膚科疾患がないのに体がかゆいのは要注意です。

肝臓の疾患によるかゆみの特徴は**全身がかゆい**というのが代表的な症状で、**かゆくて眠れない**という方も多いのです。皮膚に表面状の変化がなく、**内面からかゆみを感じる、かいてもかゆみが収まらない、塗り薬を使っても治らない**などの特徴があります。主に慢性の肝臓病でよく見られる症状です。

肝臓病によるかゆみの特徴はかゆみを起こす物質とかゆみを抑える物質とのバランスが取れなくなること、および、肝臓で作られる胆汁酸が皮膚に付着することなどが原因と考えられています。

26ページでご説明しましたが、ビリルビンは胆汁に含まれる主な色素で、血液中のヘモグロビンから形成され胆汁中に排泄された老廃物です。ビリルビンは皮膚の末梢神経を刺激するため、強いかゆみを引き起こすことがあります。ビリルビンが適切に排泄されていないことが原因なので、内臓の機能障害を疑うべき症状の1つとされています。

骨粗しょう症にも肝臓もみが効く

●身長が縮む・骨が弱くなる

体が大きくなる理由としては成長ホルモンだけを想像しがちですが、実は成長ホルモンが肝臓に働きかけて**ソマトメジンC**と呼ばれる成長因子を作って、血液中に放出させ、骨の成長を促しているのです。そうすると身長が伸びるという仕組みで、成長ホルモンの分泌を多くすればいいのですが、実際にはソマトメジンCが作られないと骨が成長できません。肝臓が悪いと骨も弱くなってしまうのです。

日本人は**骨粗しょう症**を患う人が多く、1300万人以上いるといわれています(一般社団法人骨粗鬆症学会調べ)。高齢者の**「いつの間にか骨折」「圧迫骨折」**などが大問題になっています。その対策として「カルシウムをとりなさい」「運動をしなさい」とよく言われます。もちろん食事も運動も大切ですが、肝臓を元気にしないと骨を丈夫にするソマトメジンCが出ないので、肝臓をしっかりもむことが大事になるのです。

肝臓を元気にすると若返る

「肝心要」「肝腎要」の肝臓が元気に働いているか、疲労肝になっているかで、私たちの健康状態や若々しさが大きく違ってきます。

肝臓が元気でいれば内臓や各器官も若々しさを保つことができ、それがまた見た目の若々しさを生み出します。解毒作用によって**有害物質や老廃物のデトックス（解毒）効果**も高まります。反対に、疲労肝になると内臓の働きなどが悪くなり、体の内側も外側も年齢以上に老け込んでしまいます。

これまで肝臓の機能について見てきましたが、その肝臓の働きと若返りとはどんな関係なのか考えていきましょう。

●肝臓が元気になると血流がよくなる

血流が悪くなると、さまざまな不具合が体に現れてきます。血流アップには、小腸で吸収した栄養を含んだ血液が集まり、全身に流れる量の10〜15％の血液をため込んでいる肝臓を使わない手はありません。

肝臓では、栄養をそれぞれの臓器や器官が利用しやすいよう質の高い血液を作ったり、古い血液を掃除してきれいにしたりしています。また、解毒作用によって「**毒なし血液**」を作り出し、必要なときに必要な量を送り出しています。肝臓が人体の総合化学工場と呼ばれるのは、このようにさまざまな製品を作り出す工場に加え、**原料の調達から貯蔵、配送まですべて**をこなしているからです。

肝臓が元気になると、製品（血液）作りから配送（血流）までスムーズに行え、顧客（臓器・器官）に滞りなく配達することができます。

そのとき注目したいものの1つが「**ヘパリン**」という物質です。接骨院では血流をよくするために患者さんにクリームを塗ることがあります。このクリームには**ヘパリン類似物質**という血流をよくする成分が含まれています。このヘパリンは、実は私たちの肝臓で作られているのです。

つまり、肝臓が元気になれば工場の製品の１つであるヘパリンも活性化し、血流アップにつながるのです。

●肝臓を元気にすると体温が上がる

肝臓は常にたくさんの仕事をしているため臓器の中で温度が最も高く、41℃以上あるとされていて、大量の血液が出入りしていることはお伝えしましたね。つまり、肝臓に入ることで血液が温められ、温まった血液が全身に配られるというしくみです。

温かい血液が全身をめぐれば、当然、体温は高くなります。

冷え症は女性に多い症状といわれますが、最近は男性でも冷え症が増えているようです。また、私たちが子供のころは、真冬でも男の子は半ズボン、女の子はスカートをはいて元気に飛び回っていましたが、最近は男女を問わず冷え症の子供たちが増えています。

冷えの改善には、入浴やマッサージがよいとされています。これらも一時的には体が温まりますが、入浴もマッサージも表面が温まるだけです。大切なのは表面を温めるのではなく、**肝臓を元気にして温度を上げ、そこを出入りする血液を温めて体温を上げる**ことです。

●肝臓を元気にすると免疫力が高まる

肝臓には「**クッパー細胞**」という細胞があります。これは死んだ細胞や体内の毒素、細菌などを食べるマクロファージの一種で、免疫細胞の1つです。

細菌やウイルスが体の中に入ってくると、まずは**白血球**や**NK細胞**（ナチュラルキラー細胞＝免疫の働きをするリンパ球の一種）が攻撃して、侵入を阻止しようとします。それでも阻止できなかった細菌やウイルスは、肝臓のクッパー細胞が食べて処理をします。

しかし、疲労肝になるとクッパー細胞の働きも弱くなり、食べきれなかった細菌やウイルスが肝臓を通過し血液に乗って全身にばらまかれてしまいます。反対に、肝臓が元気ならクッパー細胞の働きもよく、風邪などの感染症にかかりにくくなります。

このように、肝臓を元気にすると血流がアップし、体温が上昇して新陳代謝が盛んになり、免疫力（体内に病原体が侵入しても発病を抑える力）がアップすることで、細菌やウイルスに負けない体になります。

また、肝臓は筋肉や骨、皮膚などの組織を作るアミノ酸や、脳内ホルモンの合成にもかかわっており、肝臓を元気にすると体も心も若返るのです。

肝臓を元気にすると得られる3大効果

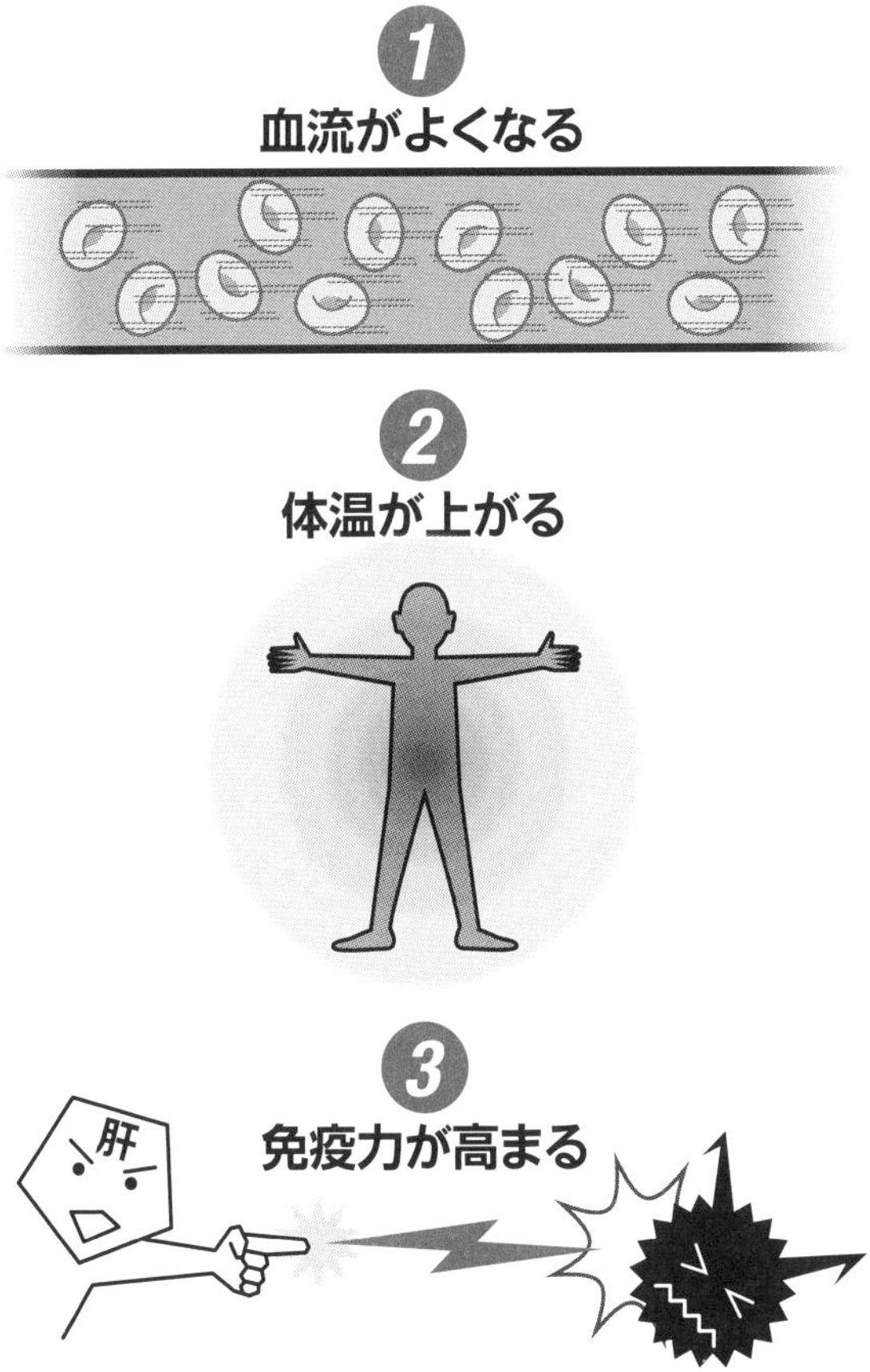

第 2 章

肝臓をもめば全身が若返る

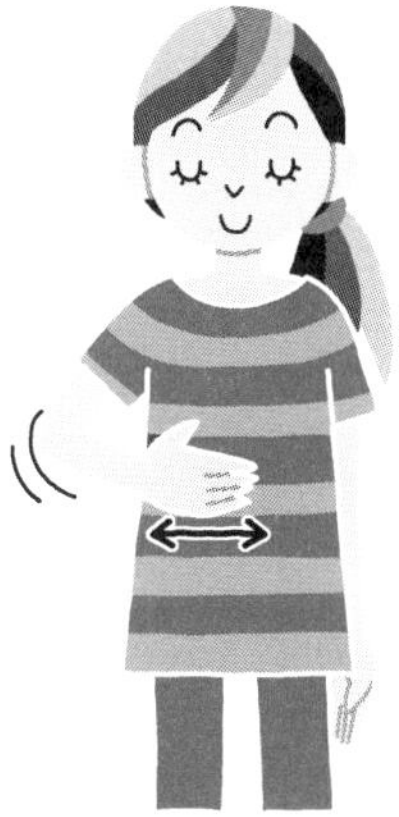

自然治癒力を高めれば全身が若返る

第1章では、肝臓という臓器はどのようなものなのか、その働きや肝臓を元気にすることの大切さをお話ししました。

本章では肝臓を元気にして若返る具体的な方法を紹介します。その前に、**体調不良**や**老化**、**自然治癒力**（人間の体に本来備わっている病気を治す力）について考えてみましょう。

私たちは疲れやだるさ、こりや痛みなどさまざまな体調不良を感じますが、老化もその原因の大きな1つです。老化が発生すると、その部位、たとえば目や耳、手足の関節、胃や腸などの細胞が破壊されます。

私たちの体は何十兆もの細胞でできていて、この細胞ひとつひとつが毎日栄養をとり、老廃物を排出しています。老化によって細胞が弱ったり破壊されたりすると、栄養がじゅうぶんに届かないうえに、老廃物の排出もうまくいかなくなります。このことが体の不調や病気となって現れてくるのです。

ただし、私たちには自然治癒力が備わっています。自然治癒力はすべての人が持っていますが、能力の高低には個人差があります。

自然治癒力の高い人は、風邪をひいてもしばらく安静にしているだけで治ります。しかし、自然治癒力の低い人は、薬や注射の助けを借りなければなかなか治りません。

老化も同じで、自然治癒力の高い人は、老化によって弱ったり破壊されたりした細胞を修復できます。一方で、自然治癒力の低い人は、細胞を修復できなかったり、できてもその数が少なく、スピードも速くありません。

自然治癒力の高い人もすべての細胞を修復できるわけではありませんが、自然治癒力の低い人との差は歴然です。年月とともにその差は広がり、年齢のわりに、見た目や頭や体の働きが若々しい人と、年齢以上に老け込んで見える人の違いとなって現れてきます。

自然治癒力とは、弱ったり破壊されたりした細胞をもう一度元気な状態に戻すことです。それはつまり、**細胞に栄養たっぷりの新鮮な血液を送り込み、細胞内で発生した老廃物を素早く排出するサイクルがうまく回転している状態**のことを指します。

そして、この自然治癒力を高めるには、全身の血液をコントロールしている肝臓を元気に保つ、あるいは弱って疲れている〝疲労肝〟を再び元気にすることが大切です。このことが老化のスピードを遅らせるだけでなく、さまざまな内臓や器官の若返りにつながるのです。

肝臓マッサージで細胞の血液の出入り口を開く

前項で、肝臓を元気にして細胞に新鮮な血液を送り、老廃物の排出を素早く行うことが体調不良の改善、若返りに大切だとお話ししました。

しかし、血液をコントロールする肝臓の細胞も、肝臓が送り出す血液の受け手である全身の細胞も、それぞれ準備が必要です。

それは細胞にある血液の出入り口を開くことです。

ひとつひとつの細胞には、新しい血液が入ってくる入り口と、汚れた老廃物を排出する出口があります。この出入り口のことを「**イオンチャネル**」といいます。

元気な細胞はイオンチャネルが開いていて、常に新しい血液を受け取り、老廃物を捨てています。

しかし、弱った細胞では、イオンチャネルが閉まっていたり出入り口が狭くなったりしています。この状態では新しい血液は細胞の中には入れませんし、汚れた老廃物を捨てられずたまっていく一方です。

疲労肝の場合、肝臓の細胞が弱っているので、イオンチャネルがきちんと開いておらず、そもそも新鮮で栄養たっぷりの血液をじゅうぶんに作り出せない状態です。血液を受け取る側の細胞としても、じゅうぶんな血液が回ってこないうえに、自分自身の入り口や出口が開いていないのでどんどん弱っていきます。

この状態が続くと、最後には細胞は死んでしまいます。細胞は何十兆もあるとはいえ、毎日死んでいっては老化も早まり、痛みが出たり病気になったりします。

肝臓を元気にして全身の細胞に活力を与え、細胞を若返らせるためには、イオンチャネルを開く必要があるのです。

その最も簡単で効果的な方法が、**「圧電効果」**を利用することです。

圧電効果とは、特定の個体に圧力をかけることで生じるゆがみによって、電気が発生する現象です。これは物理学者のキュリー兄弟が、1880年に発見しました。

少し難しい話ですが、個体に圧力をかけると、その結晶の中にあるイオンの位置がずれ、結晶の一端がプラスの電気を帯び、もう一端がマイナスの電気を帯びて、**「電気分極」**が起こり、電気が発生するしくみです。

この圧電効果を、私たちの体の細胞でも発生させる方法があります。それは押したりさすったりのマッサージをすることです。マッサージをすると、細胞が電気を帯びてイオンチャネルが開きます。

この現象を利用して肝臓を元気にし、全身の細胞に活力を与える方法として、私は**「肝臓マッサージ」**をおすすめします。

肝臓をマッサージすることで、その圧電効果によって肝臓の細胞のイオンチャネルが開き、肝臓の血流がアップして肝臓自体が元気になります。肝臓で発生した圧電効果は全身の細胞にも及んで、ひとつひとつの細胞のイオンチャネルが開きます。そこに肝臓からの新鮮な血液が届くと、弱っていた細胞が元気を取り戻します。細胞が元気になって若返ることで、見た目の若さはもちろん、体調不良も改善するのです。

マッサージによる圧電効果とイオンチャネルへの影響

通常時

結晶体の中央にプラスイオンが存在している

マッサージで圧力をかけたとき

プラスイオンの位置がずれて電気分極が起こる

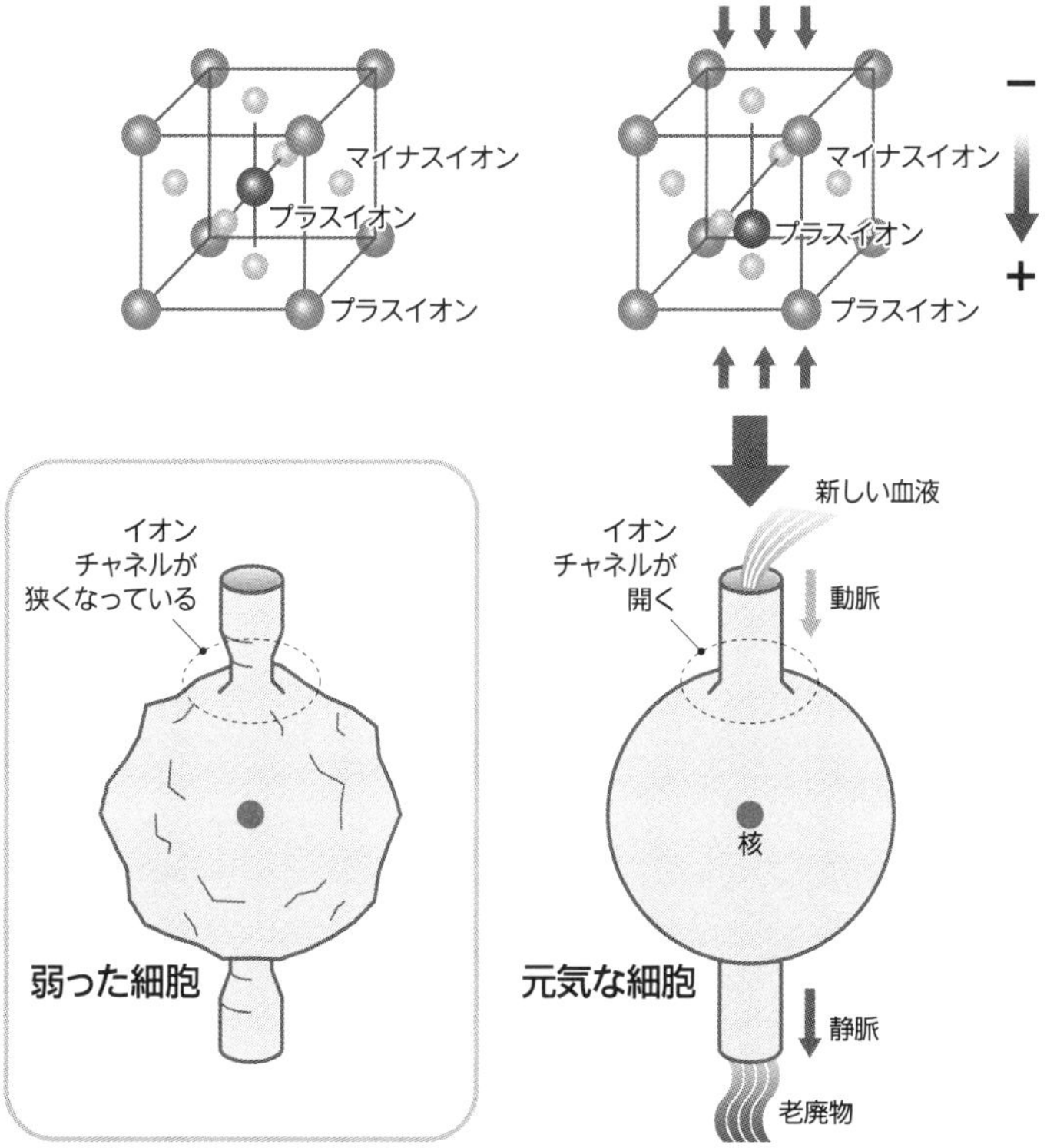

3ステップで肝臓を元気にする肝臓マッサージのやり方

それでは、具体的な肝臓マッサージのやり方を紹介しましょう。肝臓マッサージは**「肝臓に血液を集める」「集めた血液を温める」「温まった血液を肝臓から送り出す」**の3ステップからなります。

それぞれのステップでは**「さする」「ローリング（なで回す）」「ポンピング（押す）」**を行いますが、どれも簡単で、全部やっても**1分**で終わります。

肝臓マッサージは、時間を決めずにやってもかまいません。最も効果的なのは入浴後、寝る前にする方法です。入浴で肝臓も体も温まり、気分もリラックスした状態で行うと、より効果的です。

朝や日中にやっても問題はありませんが、マッサージをしてから仕事や家事などで活動すると肝臓の仕事は増えます。暴飲暴食をしていなければ、活動が止まる睡眠中は肝臓の仕事の数は昼間ほどではありません。寝る前に行うことで、睡眠中に肝臓が元気になる余裕を与えられます。

これらのことから、**肝臓マッサージは寝る前に行う**のがおすすめなのです。

マッサージの頻度は、**原則的に1日おき**がよいでしょう。毎日マッサージをすると、かえって肝臓が疲れてしまう場合があります。1日おきを基本とし、体調に合わせて週に2〜3日行うなど自分のペースで行ってください。

肝臓マッサージをするときは、下着やTシャツなど薄手でかまいませんので衣服の上から行いましょう。肋骨の周辺や胸のわきの皮膚はそれほど厚くありません。直接マッサージをすると、皮膚が傷ついたり荒れたりして炎症が起こる危険があります。

肝臓マッサージに限らず、マッサージで最も危険なのは、強い力で行うことです。腰や肩のマッサージを「イテテ」と感じる強さで行うのはもってのほか。マッサージをする人もされている人も「強くやらなければ効果がない」と思っているのかもしれませんが、筋肉や神経を傷める危険があるので禁物です。

肝臓は皮膚を通して直接さわることができます。つまり、皮膚のすぐ下にあるということです。その肝臓を強くマッサージすることは、肝臓を疲れさせ、疲労肝がさらに悪化するばかりでなく、肝臓の組織を壊しかねず、たいへん危険です。

皮膚のすぐ下にあるからこそ、やさしくさすったり刺激を与えたりするだけで、じゅうぶんなマッサージ効果があります。さするにしてもギュッギュッではなく、**スリスリ**くらいの感覚で行ってください。

疲労肝の程度によっては、肝臓マッサージで体調に変化を感じるまで時間がかかる場合があります。すぐに効果を自覚できなくても、根気よく続けることで、しだいに体調がよくなってくるのを感じるはずです。**1日おきに1分**ですので、ぜひ続けてください。

また、肝臓マッサージで体調がよくなったからといって、やる時間や回数を増やしたりせず、力を入れて行わないようにすることも大切です。「もっと強くやったほうが、もっと体調がよくなる」わけではなく、体調がよくなったやり方が最も体に合っている方法です。

以上に注意して、正しい方法でこれから紹介する肝臓マッサージを行ってください。

ステップ１

肝臓さすりで肝臓に血液を集める

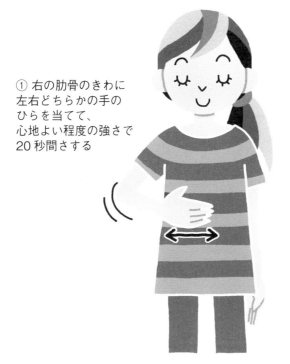

① 右の肋骨のきわに
左右どちらかの手の
ひらを当てて、
心地よい程度の強さで
20 秒間さする

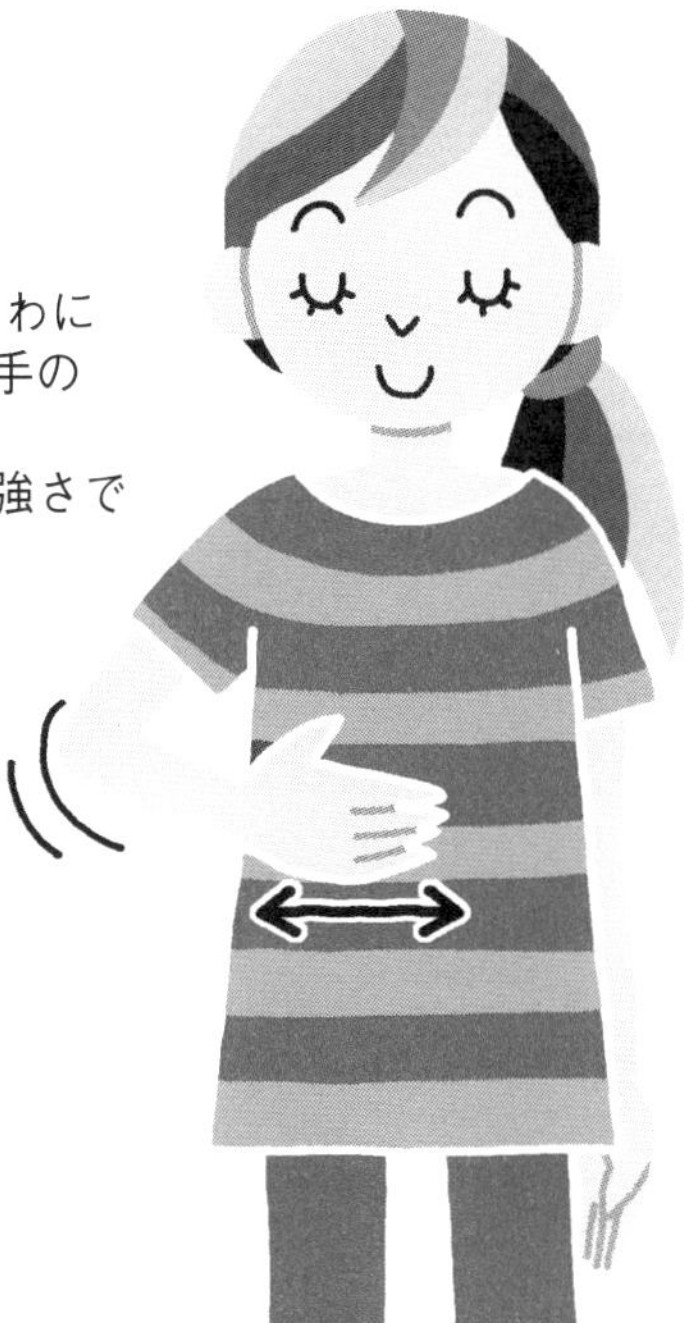

※１日おきに１分間、夜寝る前に服の上からやさしく行う

　まず最初に、肝臓に血液を集めるために肝臓をさすります。このステップは肝臓に血液を集めるのと同時に、前の項でお話しした圧電効果によって肝臓および全身の細胞の血液の出入り口であるイオンチャネルを開き、血液の出し入れを効率よく行う目的もあります。

ステップ2
肝臓ローリングで集めた血液を温める

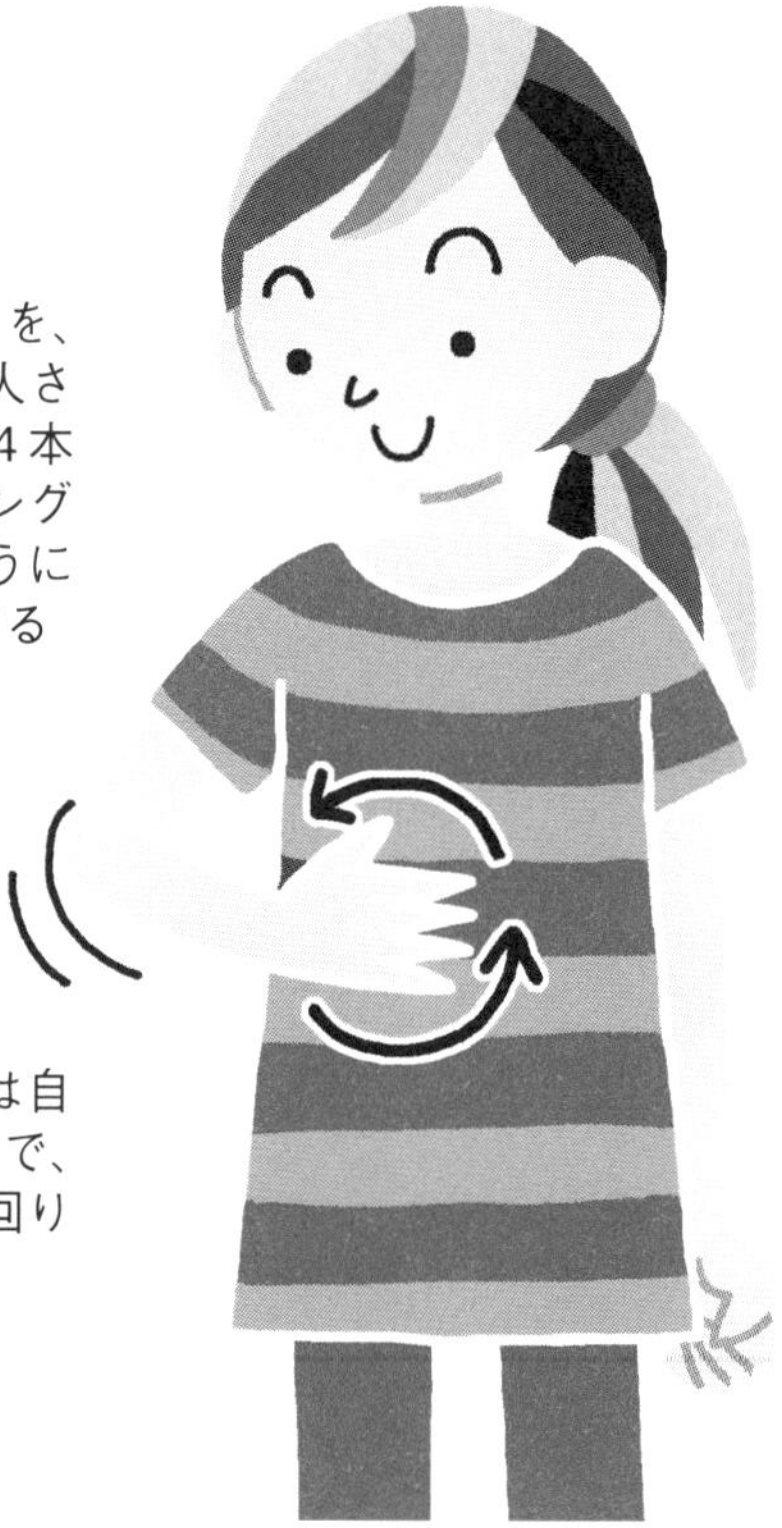

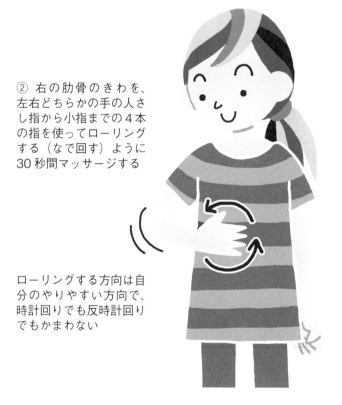

② 右の肋骨のきわを、左右どちらかの手の人さし指から小指までの4本の指を使ってローリングする（なで回す）ように30秒間マッサージする

ローリングする方向は自分のやりやすい方向で、時計回りでも反時計回りでもかまわない

肝臓に血液が集まったら、その血液を温めます。働きが弱った疲労肝は元気な肝臓に比べて温度が低いもの。その肝臓に適度な刺激を与えることで、肝臓を目覚めさせて温度を上げ、集まってきた血液を温めます。

ステップ３

肝臓ポンピングで血液を送り出す

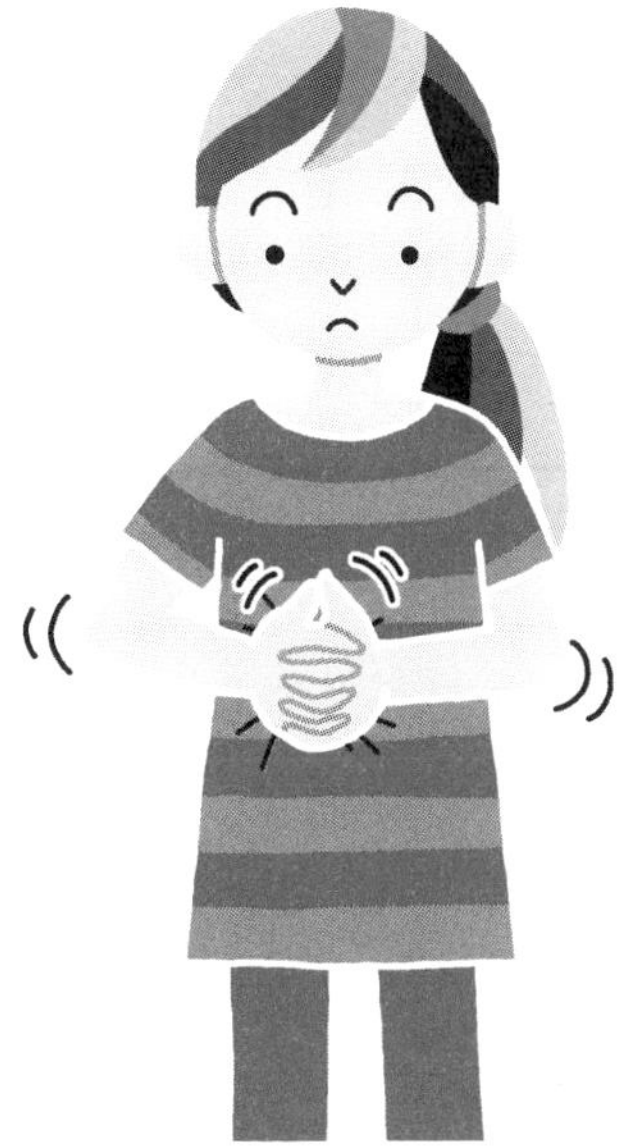

④ 組んだ手に力を入れたり抜いたりして、肋骨が少し動くくらいの強さで10秒間押す

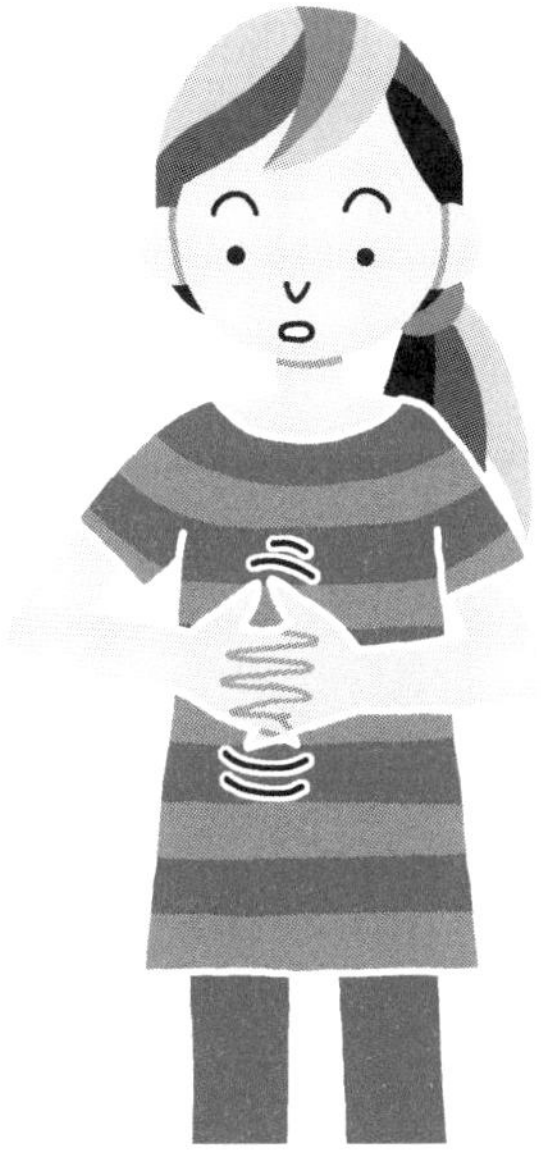

③ 両手を組み、肝臓のある右の肋骨の下半分をはさみ込む

※心臓同様、肝臓が鼓動を打つ感覚で行い、肝臓から血液が押し出されるイメージを持つとよい

　肝臓内の血液が温まったら、その血液を送り出し、全身に張りめぐらされている血管に乗せて各臓器・器官に送り届けます。温まった血液が全身をめぐると、各臓器・器官が元気になり、それがまた肝臓の疲労回復につながり、体調が整ってきます。

ツボ刺激でポットのように血液を保温

肝臓マッサージは、肝臓の働きをよくして温められた血液を全身にめぐらせることで、あらゆる臓器や器官の働きが高まり、体調がよくなることが期待できます。

この肝臓マッサージの効果をさらに高める方法としておすすめなのが、**肝臓の機能を高めるツボを刺激する**ことです。

水を沸騰させてお湯にしても、そのままほうっておいてはどんどん冷めてしまいます。それと同じで、肝臓マッサージで温まった血液が冷めてしまっては元も子もありません。

手足など体の末端に行けば行くほど、温まった血液が冷めやすくなります。お湯が沸いたらポットに移して保温するように、**肝臓マッサージで温まった血液を保温**しましょう。

ここで紹介する肝臓に効果的な6つのツボを刺激することで、ポット効果も得られ、温まった血液の保温に役立ちます。

ツボ刺激はポット効果を得るために、肝臓マッサージのあとに行います。また、肝臓マッサージをしない日や、家事、仕事の合間にツボ刺激だけをやってもかまいません。

とくに道具は必要なく、手の指で行います。ツボを探し当てたら、心地よいと感じる程度の強さで刺激します。マッサージ同様、痛いと感じるほどの強さで刺激するのは禁物です。刺激する時間はそれぞれ**10秒**が目安。体の左右にツボがある場合は、どちらも刺激してください。

6つのツボはすべて刺激するのが理想ですが、時間や体調に合わせて2〜3カ所のツボでもかまいません。そのときは**手と足のツボは必ず１つずつ入れる**ようにしてください。

●精神的な疲れを癒やす「労宮《ろうきゅう》」のツボ

労宮はイライラ、不眠、気分の落ち込みなど精神的な疲れにも効果があるツボです。手を握ったときに中指の指先が当たる場所で、手のひらの真ん中にあります。反対の手の親指の腹で押しますが、手のひらをギュッと握っただけでも刺激できるのでグー・パーをくり返してもよいでしょう。

●肝臓の血行をよくする「陽池《ようち》」のツボ

陽池は肝臓の血行をよくし、手足の末端まで血液をめぐらせるツボです。冷えや虚弱体質の改善にも効果があります。

手首の手の甲側の中央よりもわずかに小指側に寄ったところで、さわるとへこむ部分が陽池のツボです。反対の手の親指を当ててゆっくり回転させるように刺激します。

●肉体的な疲れを改善する「太衝《たいしょう》」のツボ

太衝は肝臓の血流をアップします。肝臓の経絡《けいらく》（一種の生命エネルギーである気の通り道）の穴（基本的なツボ）で、肉体疲労や眼精疲労に効果があるうえに、精神的ストレスを緩和する効果もあります。

足の甲の第一指（親指）と第二指（人さし指）の骨が合うところにあります。第一指と第二指の間に手の指を沿わせてなぞり、指が止まった場所です。

手の親指の腹で押します。冷えがあるとへこんだ感じや冷たい感じがし、疲労している場合は刺激すると少し痛みを感じることがあります。

●全身のめぐりを整える「曲泉《きょくせん》」のツボ

曲泉は血行を高めて全身のめぐりをよくするので、むくみや二日酔いのだるさ、おなかのゆるさを解消します。また、水分の流れを整えて足の疲れやだるさ、頻尿などのトラブルにも効果的です。

ひざの内側にあり、ひざを曲げたときにできるシワの端で、太い骨のきわにあります。ここを手の親指で刺激します。曲泉は肝臓にパワーを与えるツボなので、太衝とセットで押すとよいでしょう。

●疲労肝を癒やし目にも効果的な「肝兪《かんゆ》」のツボ

「安らぐ・やわらぐ」の意味がある「兪」の文字が入ったツボは、疲労を癒やし、肝臓のコンディションを整えます。肝臓は目と密接な関係にあるため、かすみ目や視力低下など目の老化にも効果的。肌の調子を改善し、シミやソバカスを薄くする効果もあります。

左右の肩甲骨（背中の上部で左右にある逆三角形の大きな骨）の下端を結んだラインから指幅2本分下がった位置で、背骨から指幅2本分外側にあります。背中のツボなので、家族やパートナーに手の指の腹で押してもらいましょう。

●解毒作用を強化する「行間《こうかん》」のツボ

行間には肝臓の解毒作用を高める効果があります。また、自律神経（意志とは無関係に内臓や血管の働きを支配している神経）を整え、イライラの解消にも役立ちます。足の甲の第一指と第二指のつけ根の間にあります。手の親指の腹で押します。

肝臓に効く6大ツボ

陽池《ようち》

手首の手の甲側の中央よりわずかに小指側に寄った、触ると凹む部分

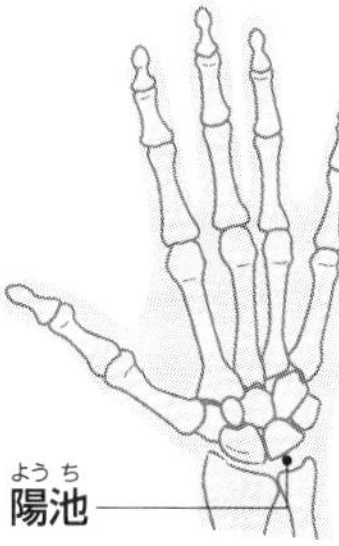

労宮《ろうきゅう》

手を握ったときに中指の先端が当たる手のひらの中央

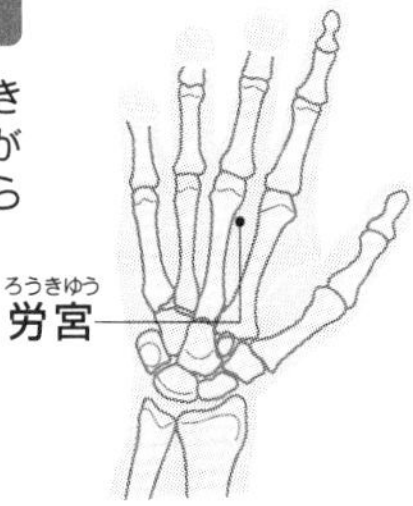

曲泉《きょくせん》

ひざの内側で、ひざを曲げたときにできるシワの端

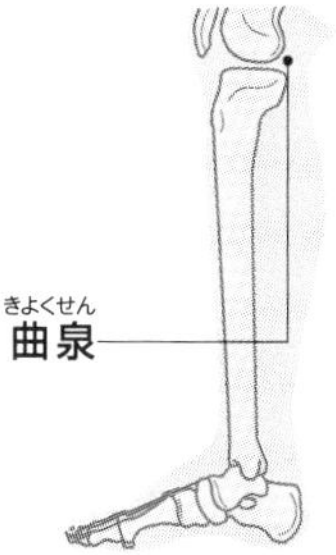

太衝《たいしょう》

足の甲の第一指と第二指の骨が合うところ

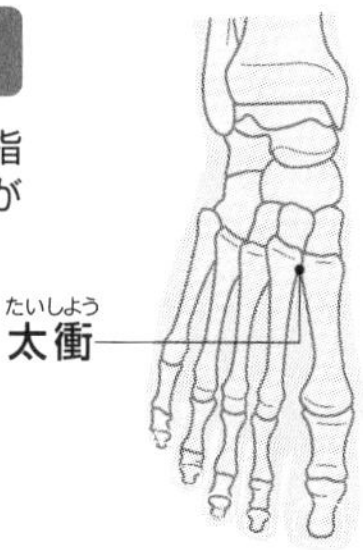

行間《こうかん》

足の甲の第一指と第二指のつけ根の間

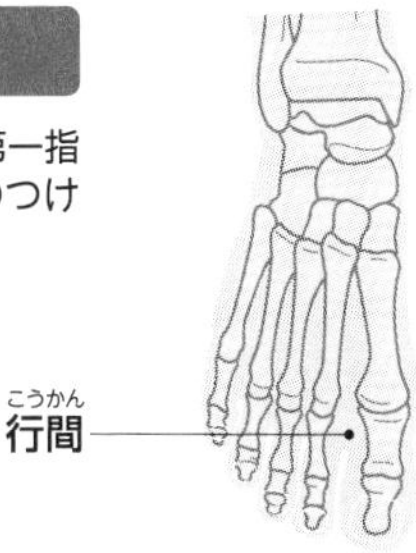

肝兪《かんゆ》

左右の肩甲骨を結んだラインから指幅2本分下がった位置で、背骨から指幅2本分外側

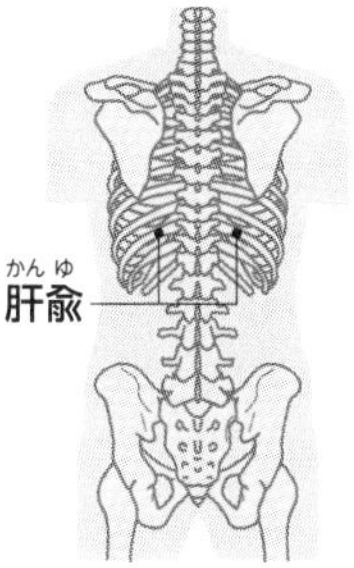

4つのツボを同時に刺激できる「忍者のポーズ」

前項で紹介した6つのツボは、1日に何度刺激しても、毎日刺激してもかまいません。疲れている、食べすぎた、飲みすぎた、イライラする、眠りが浅い、冷えを感じるなど不調を感じたときに行って、疲労肝に活力を与え、日ごろから肝臓の働きを整えておきましょう。

さて、読者のみなさんの中には、6つのツボを1つずつ刺激する時間が取れないという人もいるかと思います。そんな人におすすめなのは、4つのツボを同時に刺激できる**「忍者のポーズ」**です。

忍者のポーズは、忍者が忍術を行うときのポーズに似ていることからネーミングしました。

寝る前に肝臓マッサージを行ったあと、とくに寒い時期に時間をかけてツボ刺激をしていると、体が冷えて効果が薄れてしまうケースも考えられます。そんなときには時短でツボ刺激ができる忍者のポーズをお試しください。もちろん寒くない時期でも時短になり、肝臓マッサージの効果を持続したまま床につけます。

忍者のポーズは労宮、陽池、太衝、曲泉の４つのツボを一度に刺激できます。ポーズを作るには順番がありますので、順番に添ってやり方を紹介しましょう。

①左右の手のひらを合わせ、左手の小指側の手首の骨の部分で押すように、右手の労宮を刺激する。力が入るように、両ひじを張った姿勢で行う

②①の状態のまま、左手の人さし指や中指の腹で右手の陽池を押す

③右足の甲を踏みつけるように左足を乗せ、左足の第一指で右足の太衝を押す

④左右のひざを合わせ、太ももに力を入れて締めるようにして、ひざの内側にある曲泉を刺激する

①〜④の順番で作っていくと、スムーズに忍者のポーズが完成します。

忍者のポーズのやり方

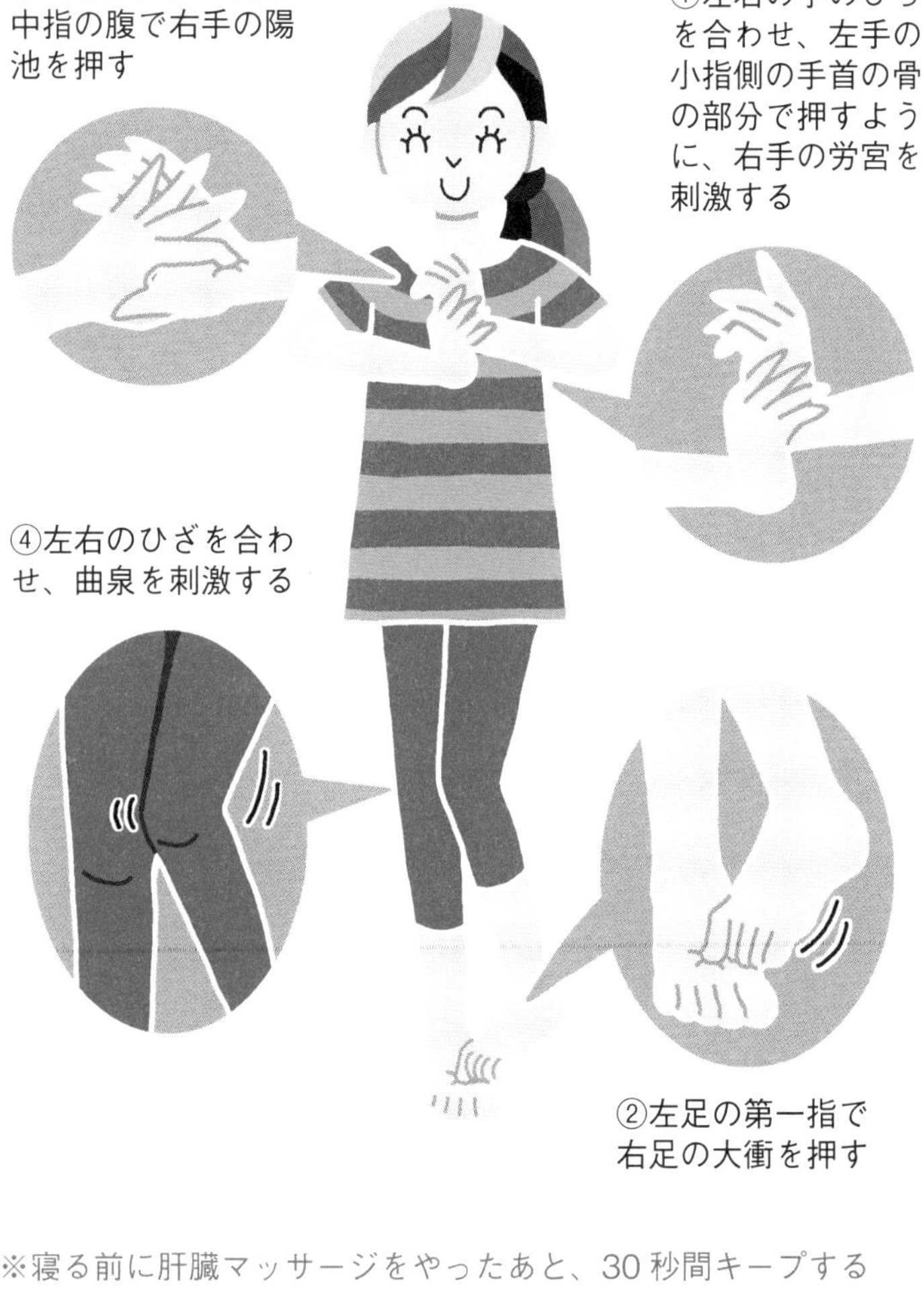

①左右の手のひらを合わせ、左手の小指側の手首の骨の部分で押すように、右手の労宮を刺激する
②左足の第一指で右足の大衝を押す
③左手の人差し指や中指の腹で右手の陽池を押す
④左右のひざを合わせ、曲泉を刺激する

※寝る前に肝臓マッサージをやったあと、30 秒間キープする

ポーズができたら、**30秒間キープして４つのツボを刺激します。**とくに①と④は力を抜かずに押し続けてください。力が入りやすいよう立ってやるのが基本です。バランスがくずれる場合は、壁やテーブル、イスなどの近くで行いましょう。肝臓マッサージをしない日でも忍者のポーズを行ってかまいません。

忍者のポーズが終わったら、あとはぐっすり寝るだけです。肝臓マッサージと忍者のポーズを続けるうちに、肝臓の機能がアップし、寝ている間も肝臓が元気に働いて体調を整えてくれます。

食後30分のごろ寝で肝臓の血流量がアップする

肝臓マッサージ、６つのツボ刺激や忍者のポーズ以外にも、肝臓を元気にする方法はたくさんあります。ここからは**肝臓によいとされる生活術**をいくつか紹介していきましょう。

食後に寝ころがって、**「食べてすぐ横になるとウシになるぞ」**と注意された経験はないでしょうか。食後すぐ横になったり、寝たりするのは、行儀のよくないこととされています。

ところが、この行儀のよくないことが、実は肝臓にはとてもよいことなのです。食事をすると、まず食べたものを消化するために胃腸周辺に血液が集中します。その後、小腸で吸収された栄養分は血液に乗せられて肝臓へ送られます。

小腸からの栄養分は、肝臓につながっている門脈という太い血管を通って、そのほとんどが肝臓に送り込まれます。この門脈は静脈の一種で、動脈よりも血圧が低くなっています。低い血圧の門脈から大量の血液を肝臓に送り込むためには、重力を利用するのが最も有効な方法です。

重力が静脈の血圧に影響を及ぼすのは姿勢です。立った姿勢の場合、下にある小腸から上にある肝臓へ血液を押し上げるのは、重力に逆らうことになります。一方、横になった姿勢では小腸と肝臓の高さがほぼ同じなので、重力の影響をほとんど受けません。

肝臓へ血液がスムーズに送り込まれなければ、全身への栄養の供給も滞ります。とくに食後は、胃腸での消化・吸収に血液が使われ、肝臓の血流量が低下します。

こう考えると、食後すぐに横になることは行儀は悪いものの、肝臓にとってはむしろありがたいことなのです。

そこで、**食後に肝臓の血流量をアップさせるには、最低でも30分間、横になってごろ寝をする**ことをおすすめします。このときは**あおむけになる**のが理想です。

しかし、現実はそうはいっていられない人も多いでしょう。

主婦の方ならば食事のあとかたづけ以外にも、掃除や洗濯などやることがたくさんあります。横になっているのを家族に見られたら、サボっていると受け止められかねません。その場合、せめて食後すぐにチャカチャカと動くのではなく、お茶を飲んだりテレビを見たり、サボリと思われない程度に少しゆっくりと過ごしましょう。

また、忙しいビジネスマンによく見られるのが、立ち食いそばや牛丼をあわただしくかき込み、お店を飛び出して次のアポイント先に向かうパターンです。ここまでの話の流れでおわかりだと思いますが、これは肝臓にとって最悪の行動パターンです。

時間に追われるビジネスマンにとってはやむを得ないことかもしれません。しかし、10分でも余裕のあるときは、食後に公園のベンチに座ってゆっくりするなど肝臓にやさしくしてあげてください。

事務職の人や、営業職の人でも、食後にオフィスに戻ったときには、ソファーでらくな姿勢をとりましょう。また、イスを2脚用意し、一方のイスに座ってもう一方のイスに足を乗せるなど、**できるだけ足を高く上げた姿勢で10～30分休憩を取る**のがおすすめです。このとき、**目を閉じてリラックスすると**、脳やほかの臓器から肝臓に血液が流れやすくなります。

運動同様に代謝がアップする半身浴も効果的

肝臓の血流をアップさせ、肝臓を元気にするには**半身浴**（みぞおちから下だけを湯ぶねにつける入浴法）もおすすめです。

おすすめの半身浴の方法は、**38～40℃のお湯に、みぞおちから下まで5分間つかっていったん上がり、また5分間つかることを3回くり返します。**お湯から上がっている時間に体や髪の毛を洗えば、ちょうどよい休憩時間になります。

ただし、半身浴は肩や上半身が寒くて苦手という人もいるでしょう。その場合、お湯につけたタオルを肩にかけ、タオルが冷えたらまたお湯につけて肩にかけることをくり返すと、肩や上半身を寒さから守ることができます。

半身浴の前後には、コップ1杯（約200ミリリットル）の水を飲み、脱水症状による危険から身を守りましょう。また、アルコールを飲んだあとや食後1時間は入浴をさけてください。

半身浴には運動と同じような効果があります。ただ、いきなり運動を始めると、脂肪肝やその予備軍の場合、血圧が上がり血液がドロドロになって心筋梗塞（心臓の血管がつまる病気）や狭心症（心臓の血管が一時的に狭くなる病気）を招く危険があります。

半身浴は発汗作用が促進され、代謝がよくなり、肝臓にたまっている脂肪や中性脂肪が燃焼します。急激な運動より血圧が高くなる危険は低く、血液がドロドロになって心筋梗塞などを起こすリスクを軽減することができます。

また、肩までお湯につかる全身浴と比べても、利点は大です。

全身浴は、体が温まりリラックスできる点で、もちろんおすすめです。しかし**全身浴の場合、全身の表面に血液が集まり、そのぶん肝臓への血流量が少なくなる**という

半身浴のやり方

5分間つかったらいったん上がり、
また5分間つかることを3回くり返す

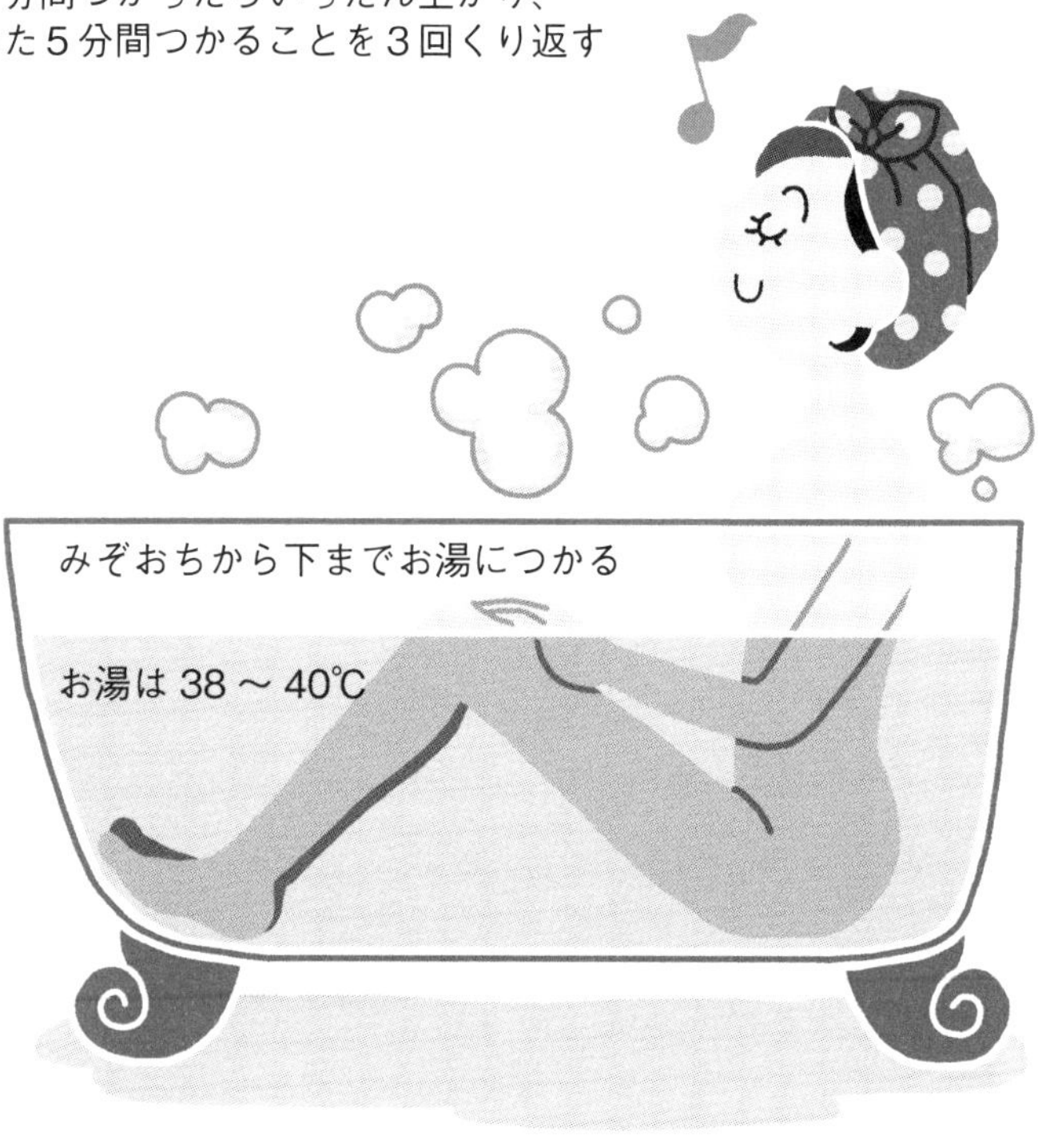
みぞおちから下までお湯につかる
お湯は 38 ～ 40℃

※上半身が寒い場合は、お湯につけたタオルを肩にかける
※半身浴の前後にコップ1杯のお湯を飲む

マイナス面もあります。

半身浴は、全身浴に比べてお湯につかっている面積が少なく、体の表面に集まる血液の量が少なくてすみます。そのぶん肝臓へ血液を回すことができるため、肝臓をいたわりつつ元気にできるのです。

毎日半身浴をするにこしたことはありませんが、帰宅時間や家族との兼ね合いもあって、なかなかタイミングが取れないかもしれません。まずは休日など、1週間に一度くらいから無理なく始めてみてください。

半日断食で肝臓を休める

食べ物の栄養素を作り替え、各臓器や器官に配分している肝臓は、送り込まれてくる栄養の質もさることながら、栄養が定期的に送られてくることで元気に働いてくれます。ですから、肝臓を元気にするには、好ききらいをせず、バランスよく食べることと、朝・昼・晩と1日3食をきちんと食べるのが原則です。

しかし、ときには断食が肝臓にとってよいケースもあります。ここでいう断食は、終日まったく食べない**「完全断食」**ではなく、1日1食、とくに朝食を抜く**「半日断食」**です。

朝食は英語で「ブレイクファスト」といいます。「ブレイク」は「破る」で、「ファスト」は「断食」の意味があります。つまり、朝食は断食状態を破る、最初の食事というわけです。

一般的な方の食生活は、朝7時に朝食をとって昼12時に昼食、そして夜7時ごろに夕食というパターンでしょう。もちろん、通勤や通学、仕事に勉強に忙しい人は、このとおりにはいきません。

それぞれの食事の間隔を見ると、朝食から昼食までは5時間、昼食から夕食までは7時間です。ところが、夕食から朝食まではは12時間もあいています。この12時間が断食状態で、それを破るのが朝食です。

この時間配分なら肝臓も余裕を持って仕事ができ、次の食事に備えることができます。しかし、夜にお酒を飲むと、食事だけのときより仕事が増えます。アルコールを飲むときはおつまみもいっしょに食べるので、肝臓は栄養素の「代謝」の仕事をします。そこにアルコールが入ってくると「解毒」、しかもかなり重労働の解毒の仕事が加わります。

肝臓は「もう勘弁してくれ」と思っているはずですが、沈黙を続けて口には出しません。

それなのに肝臓の持ち主は、肝臓のことを一切考えず、「シメのラーメンに行こう！」と、夜の10時11時、ときには日付が変わって夜中の12時過ぎに、その日最後の食事をとります。この時間配分で翌朝7時に朝食をとるのは、ブレイクファストには当たらないでしょう。

もちろん、アルコールがまだ残っていて、頭はボーッとし、胃がむかついて食欲もないはずです。アルコール抜きでも、夜遅く食事をとると、翌朝はあまり食欲がありません。

ところが、長年の習慣でもあり、昼食までにおなかがすくことを考えると、無理をしても朝食をとります。

私がおすすめする半日断食は、規則的な食生活で朝食を抜くのではありません。不規則な食生活、とくに夜にアルコールを飲んだり、遅くなってから食事をとったりしたときは、**無理をして朝食をとるのではなく、1食抜く**ことです。

実は、1日3食が定着したのは意外に最近のことで、江戸時代後半から明治時代に入ってからだといわれています。それ以前は、ほとんどの人は朝晩の2食でした。

これは庶民の間にもロウソクや行灯が普及して寝る時間が短くなり、昼間の活動時間が増えたためという説があります。また、労働時間が長くなり、一日中働くためには昼食をとらなければ体力が保たなかったからともいいます。

ちなみに、海外で1日3食が定着した理由の1つに、発明王エジソンの影響があるといわれています。エジソンは自分が発明した「トースター」を販売するために、また、発電から送電までを行う会社を持っていたので、電気をたくさん使ってもらうために1日3食を奨励したとされています。

半日断食のポイントは、無理に朝食をとらずに、その日は昼も夜もいつもより軽めですませることです。おやつも控え、お酒はお休みしてください。

この方法で疲労肝に休みを与え、肝臓の機能を回復させましょう。

第3章

肝臓を元気にすると治る病気と症状

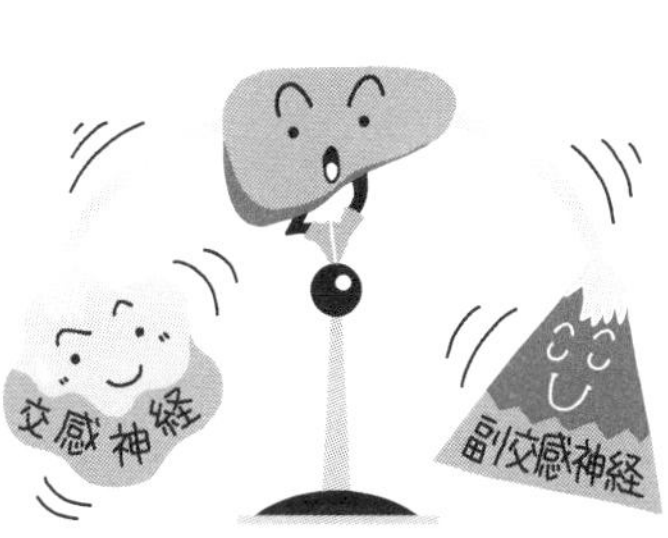

肝臓が元気になるとさまざまな不調が改善する

第1章では、私たちの生命活動や健康を維持するうえでとても大切な臓器である肝臓の働きについてお話ししました。続く第2章では、その肝臓を元気にする方法として「**肝臓マッサージ**」と肝臓マッサージの効果をより高めるツボ押しの「**忍者のポーズ**」のやり方を紹介しました。

本章では、肝臓マッサージで肝臓を元気にすると、体のどのような不調や不具合に効果的なのか、具体的な病気・症状の例をあげてお話ししましょう。

いわゆる**不定愁訴**と呼ばれる体調不良、体の各部のこり・痛みからダイエットや肌や髪の毛のトラブルまで、健康面、美容面を問わず、多くの悩みが肝臓を元気にすることで改善されます。

ふだん感じている不調や不具合があれば、ぜひ肝臓マッサージを試してください。

また、肝臓は健康を維持し、若返るための「**肝心要**」**の臓器**です。肝臓を元気にする効果は多岐にわたり、ここにあげる以外の病気・症状にも効果が期待できます。
直接当てはまる症状がない場合でも、健康の維持、全身の若返りのために、肝臓マッサージはおすすめです。

ストレスで疲れた肝臓が引き起こす耳鳴り

内臓や各器官の働きは、**自律神経**によってコントロールされています。自律神経には、起きているときや体が活発に動いているときに働く**交感神経**と、寝ているときやゆったりとしているときに働く**副交感神経**の２つがあって、それぞれがバランスをとりながら働いています。一般に、**交感神経は昼間の神経、副交感神経は夜の神経**といわれています。

この交感神経と副交感神経のバランスがストレスなどによって乱れると、体にさまざまな不調や不具合が現れます。その中でも耳鳴りは、ストレスによって交感神経が優位になって起こる症状の1つとされています。

耳鳴りと肝臓は一見関係なさそうに思えますが、実は深い関係があります。肝臓の機能も自律神経によってコントロールされていますが、心理的なストレス、肉体的なストレスが加わると交感神経と副交感神経のバランスがくずれ、肝臓の働きが低下します。それがまたストレスになり、耳鳴りにつながるケースも考えられるのです。

たとえば、本来は肝臓の仕事が少ない深夜にお酒を飲んだり食事をしたりすると、肝臓が一生懸命に働き始めます。すると昼間の神経の交感神経が興奮して優位になり、自律神経のバランスが乱れます。この乱れが、耳鳴りを引き起こすというわけです。

現代社会はさまざまなストレスが問題となっています。まったくストレスのない生活を送るのは不可能ですが、肝臓を元気にすることでストレスに対する抵抗力をつければ、耳鳴りの予防・改善につながるのです。

元気な肝臓から脳に酸素を送ればめまいが軽減

めまいの直接的な原因の1つとして**「脳の酸素不足」**が考えられます。この脳の酸素不足にも肝臓が関係しています。肝臓は全身の血液を集め、さまざまな化学反応を加えたあとに、再び全身へ血液を配分しています。肝臓の働きが低下すると、この配分作業がうまくできなくなります。宅配便にたとえると、関西で配るべき荷物を東北行きのトラックに載せたり、配送センターに荷物を積み忘れたりといった状態です。

同様に、脳は肝臓から送られてくるはずの酸素や栄養たっぷりの血液を待っていますが、肝臓でトラブルが起こると血液がなかなか届きません。その結果、脳が虚血状態になり、めまいを引き起こすのです。

肝臓が元気になれば、血液の配分もスムーズに正しく行われるので、脳にじゅうぶんな酸素を届けることができます。また、肝臓では**ヘパリン**という血液の循環をよくする物質が作られていることは前述しました。肝臓が元気になることでヘパリンも活性化し、よりスムーズに血液が全身をめぐるという相乗効果も期待できます。

イライラをなくして不眠を撃退

物事が思いどおりにならないときや、人間関係がうまくいっていないときなど、さまざまな理由でイライラは起こります。また、イライラをため込みすぎると、あまり関係のないことや小さなことでもキレて爆発してしまいがちです。

「なんだか最近、イライラするな」という人は、肝臓が疲れた状態の〝**疲労肝**〟を疑ってみる必要があります。

イライラの原因はさまざまですが、**栄養不足**もその1つ。各臓器や器官に必要なだけの栄養が行き渡っていないと「もっと栄養を送って！」とイライラするのです。

その栄養を血液に乗せて全身に分配しているのが肝臓です。疲労肝になると、この分配能力が低下して、イラッとくるのです。

イライラしている人の中には、**「なかなか寝つけない」「寝ても夜中に目が覚めて熟睡できない」**などの不眠の症状に悩む人も少なくありません。第2章でお伝えしましたが、疲労肝が原因の**全身のかゆみ**もますます不眠に拍車をかけてしまいます。

耳鳴り同様、**不眠も自律神経の乱れが大きな原因**の1つです。

疲労肝の人はイライラしがちです。また、イライラを夜まで引きずることが多く、脳の興奮が続き、夜はおとなしいはずの交感神経が活発になります。このことでなかなか寝つけなかったり、熟睡できなかったりといった不眠の症状が現れるのです。

なお、「寝酒」という言葉があるように、寝る前に少量のアルコールを飲むとよく眠れると思っている人も多いかもしれません。読者のみなさんの中にも、寝酒を習慣にしている人もいらっしゃるでしょう。

しかし、最近のいくつもの研究から、寝る前のアルコールは少量であっても睡眠を阻害することがわかってきました。アルコールを飲むとポーッとして脳が落ち着くと思っていたのは勘違い。実は、少量のアルコールでも脳が興奮して交感神経が優位になり、眠りを妨げるのです。また、アルコールを分解するために肝臓が働くことでも交感神経が優位になります。

質のよい睡眠のために脳を落ち着かせ、夜の神経である副交感神経を優位にするには、肝臓を元気にしてイライラを少なくし、いつまでも引きずらないことが大切です。

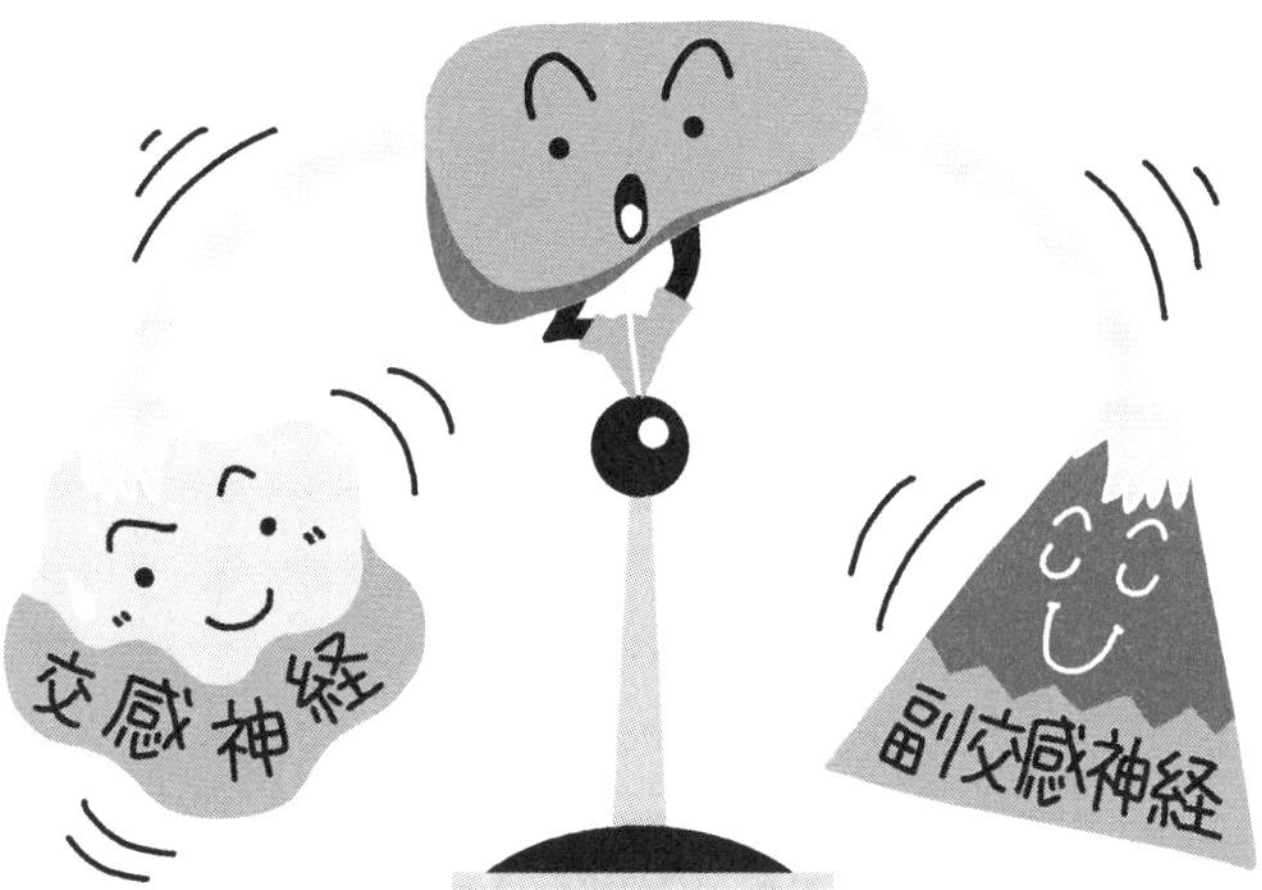

肝臓を介して自律神経のバランスを
取ることが病気退治のポイント

頻尿の解消も肝臓から

少し前まで、昼間のトイレの回数が多かったり、夜に何度もトイレに行くために起きたりする頻尿の症状は、お年寄りや前立腺肥大症の中高年男性に多い症状でした。しかし最近は、男女ともに30～40代の比較的若い世代にも頻尿で悩む人が増えてきているようです。

加齢の影響や前立腺肥大がないにもかかわらず、**「最近、オシッコの回数が増えた」と感じている人は、肝臓が弱っているる**かもしれません。

肝臓は全身の血液をコントロールしていて、各臓器や器官に必要なだけの血液を分配しています。ところが、肝臓が弱って血液の分配がうまくいかなくなると、大事な臓器に優先的に血液が送られるようになります。

血液を濾過して老廃物を取り除き、尿を作っている腎臓も、肝臓が弱ったときに優先的に血液が送られる臓器の１つです。水分を多くとったわけでもないのに尿の回数が増えるのは、**肝臓が弱って全身をめぐる血液のバランスがくずれ、腎臓に送られる血液の量が相対的に多くなっているから**と考えられます。

腎臓に血液が送られると、腎臓は「あ、オシッコを作らなくては」と思い、せっせと働いて尿を作ります。本当は作らなくてよいのに、肝臓が優先的に血液を送ってくるので、腎臓が勘違いしてしまうのです。

肝臓が元気になれば、優先的に腎臓に回っていた分の血液がほかの臓器や器官に回され、全身の血液バランスが整うことで尿の回数も自然なものになってきます。

また、腎臓そのものの働きも肝臓と関係しています。**腎臓はとても冷えに弱い臓器**で、冷えることで機能が低下し、老廃物の排出に問題が起こります。

反対に腎臓を温めれば機能が強化されますが、それには腎臓に温かい血液を送ることが大切。その温かい血液を送り出しているのが肝臓なのです。

つまり腎臓の機能を高めるには、腎臓そのものに注目するだけではなく、腎臓を温めることができる肝臓の機能を高めればよいのです。

物忘れは肝臓が疲れている証拠

肝臓の機能がひどく低下したときに発症の危険が高まる重大な病気の1つに、**「肝性脳症」**があります。

肝性脳症は、肝臓の働きの1つである解毒作用が低下して有害物質が体の中にたまり、それが脳に入ることで起こります。肝性脳症を引き起こす有害物質は、私たちの腸で作られるアンモニアなどが主です。

肝性脳症になると計算や文字を書くことが難しくなったり、性格が急に変わったりします。また、腕を伸ばしたまま鳥の羽のようにバタつかせる**「羽ばたき振戦《しんせん》」**と呼ばれる症状が現れることもあります。肝機能の低下状態が続くと昏睡状態に陥り、死に至るケースもある恐ろしい病気です。

計算ができなくなったり、文字が書けなくなったりするといった、ふだんできていたことができなくなる症状は、物忘れにも似ています。

肝性脳症のような重篤な病気ではないものの、**「最近、物忘れをするようになった」「人の名前が出てこない」**と感じていたら、肝臓が疲れていることが考えられます。

肝臓が疲れると全身の血液配分がうまくいかなくなり、**脳に送られる酸素や栄養が不足**します。酸素や栄養が不足すると脳の働きが悪くなり、そのことが物忘れにつながります。

脳に酸素や栄養をじゅうぶんに送るためには、肝臓の負担を減らし元気よく働いてもらうことが大切です。

また、近年、脳のエネルギー源になりアルツハイマー病の予防や、進行を遅くする働きがあると注目されている**「ケトン体」**という物質があります。このケトン体は肝臓の代謝作用によって作られるので、肝臓を元気にすることでアルツハイマー病の予防効果が期待できます。

慢性疲労の負の連鎖を肝臓マッサージで断ち切る

みなさんは「**最近、疲れがなかなか取れない**」「**しっかり寝ているはずなのに体がだるい**」といった慢性的な疲れを感じていないでしょうか。
疲れが取れない、四六時中だるいなど疲れの症状がある場合、疲労肝の可能性が高いと考えられます。

ここまでお話ししてきたように、肝臓は臓器の中で最も大きく、血液の10～15％をためています。肝臓の中では５００以上の化学反応が行われ、栄養や酵素を適材適所、全身の臓器や器官に送り届けています。また、肝臓は70％を切除しても再生して元の機能を取り戻すという、非常に高い再生能力があります。**私たちの生命活動の中心にあるのが肝臓**なのです。

そんな肝臓の機能が衰えると、その影響は全身に及びます。各臓器や器官に必要な酸素や栄養がじゅうぶんに送れなくなると、さまざまな不調や不具合が現れます。その代表が慢性的な疲れやだるさです。

肝臓の機能が低下すると**代謝能力**が下がり、体に必要な栄養をじゅうぶんに吸収できなくなります。また、**解毒作用**が低下すると、体内の有害物質が排出されません。その結果、体が疲れやすくなり、疲れも取れにくくなるのです。

肝臓が元気であれば、少々の疲れなら肝臓が処理してくれます。ところが肉体的、精神的な疲れが続き、そこにアルコールなど肝臓にダメージを与えるほかの要素が加わると、肝臓の処理能力を超えてしまい、肝臓が疲れます。肝臓が疲れると、少しの疲労でも処理しきれなくなり、どんどんたまっていって疲れやだるさが慢性化します。

肝臓を疲れさせた生活環境を変えることは簡単ではありません。この負の連鎖を断ち切るには、**アルコールを控える**、**栄養バランスの取れた食生活を心がける**など、身のまわりでできるだけのことをしたうえで、**肝臓マッサージで肝臓そのものの元気を取り戻す**ことが先決といえるでしょう。

痛みやこり改善のカギは血流のアップ

内臓の疲労が強いと筋肉が反射的に緊張して硬くなることを、医学的に**「内臓体制反射」**といいます。肝臓は内臓で最も血液が多い臓器ですので、肝臓が疲れることで血流が悪くなり、こりや痛みが現れやすくなります。

また、ある筋肉にこりや痛みがあると、その周辺の筋肉を硬くして、痛んだ筋肉を休めて修復しようとします。これを**「筋防御」**といいます。この筋防御が起こっている状態を、私たちはこりや張りと感じます。その間、血液から酸素や栄養を痛んだ筋肉に送り届けることで修復作業が行われています。

痛みやこりの原因になっている筋肉が体の表層近くにある筋肉の場合、マッサージなどで筋肉の血流を回復させ、痛みやこりを緩和することができます。

しかし、筋肉の中には体の深部にあってさわれないものも数多くあります。これは**深層筋**（インナーマッスル）と呼ばれます。

深層筋の血流はマッサージでは改善できません。この場合、肝臓を元気にすることで全身の血流を改善し、**マッサージできない深層筋にたまった老廃物や疲労物質をスムーズに筋肉外に排出**でき、こりや痛みを改善させることができます。

●首痛や肩こり

肝臓が疲れたときに顕著に現れるのが、**右肩だけがこる症状**です。私たちの体は左右対称になっていてバランスが取れていますが、部位によっては左右どちらか片側だけに影響が出ることがあります。

右の肩こりの場合、肝臓と神経がつながっている右の**大胸筋**《だいきょうきん》が肝臓の疲れによって刺激を受け、その刺激が右肩の筋肉の負担となり、右肩だけにこりの症状が現れるのです。

右肩や右腕を酷使した覚えがない場合や、体の左側に負担がかかっているはずなのに、右肩だけがこる場合は、疲労肝が疑われます。

右側に限らず、パソコンの画面を同じ姿勢で見続けたり、スマホを操作し続けたりすると、首や肩の筋肉の血行が悪くなり、こりや張りを感じます。表層にあってさわれる背中の僧帽筋や肩の三角筋は、マッサージで血流を改善できます。

一方、首から背中の上部の深いところには**菱形筋**《りょうけいきん》や**肩甲挙筋**《けんこうきょきん》、**肩甲下筋**《けんこうかきん》、**棘上筋**《きょくじょうきん》などがあり、これらの筋肉はさわることができません。この**深部にある筋肉の血行を改善して、こりや張りを解消**するには、肝臓の機能を高めて全身の血液の流れをよくすることが必要です。

また、**四十肩**や**五十肩**のハッキリした原因はわかっていませんが、多くの場合、姿勢が悪く、ネコ背や肩が内側に入った姿勢をしています。姿勢が悪いと肩を回しにくくなり、可動域が狭まった結果、血流が低下して筋力と筋肉の柔軟性が低下します。

このような四十肩・五十肩も、肝臓を元気にして血流をよくすることで筋力や柔軟性が向上し、可動域の低下や痛みなどの改善につながります。

●腰痛

腰痛持ちの人は、背骨の両側の筋肉を押してもらうと気持ちがよく、症状がらくになったと感じるものです。でも、それは勘違いです。

腰のマッサージでよく押してもらう筋肉は**広背筋**《こうはいきん》という表層筋（体の表層部近くに

ある筋肉）です。実は、広背筋は腰には関係なく、肩に関係している筋肉なのです。ですから、広背筋をマッサージしてもらうと肩の動きはよくなるものの、腰にはまったく効果がありません。

腰に関係しているのは、広背筋の下にある腸腰筋《ちょうようきん》です。腸腰筋は背骨の背中側から股関節の前側に伸びている筋肉で、腰を曲げたり伸ばしたりしています。また、おなかの深いところにある腹横筋《ふくおうきん》は姿勢の維持や動き始めのときに働きます。

これらの筋肉はさわれませんので、マッサージではなく肝臓の働きを高めて血行をよくすることで、腰痛を改善できます。

●股関節痛

骨盤やお尻にはいくつもの筋肉があり、骨盤や股関節の動きに関係しています。お尻の大きな筋肉である大臀筋《だいでんきん》や中臀筋《ちゅうでんきん》はマッサージでほぐすことができます。

同じお尻の筋肉でも、小臀筋《しょうでんきん》は深層筋なのでさわることができません。また、同じくお尻の深部には大腿方形筋《だいたいほうけいきん》、梨状筋《りじょうきん》、内閉鎖筋《ないへいさきん》、外閉鎖筋《がいへいさきん》、上双子筋《じょうそうしきん》、下双子筋《かそうしきん》の6つの筋肉があります。これらはまとめて深層外旋六筋《しんそうがいせんろっきん》と呼ばれており、どれもさわることができません。

とくに梨状筋の近くには**座骨神経**が通っていて、梨状筋が硬くなると座骨神経が圧迫されて痛みの出る場合があります。

これらの筋肉はマッサージで血行を改善できませんので、肝臓の機能を高めて血流を改善する必要があります。

●ひざ痛

ひざ痛がある場合、ひざにつながっている筋肉の血行を改善すると、痛みがやわらぎます。太ももの前側にある**大腿四頭筋**《だいたいしとうきん》は表層筋なので、マッサージでこりをほぐすことができます。

一方、大腿四頭筋の下層にある**中間広筋**《ちゅうかんこうきん》やひざ関節の上下をつないでいる**膝下筋**《しっかきん》は、ひざを安定させると同時にスムーズに動かす働きがあります。これらの筋肉の血流が悪くなって硬くなると、ひざを支える筋肉のバランスがくずれてひざが安定せず痛みが生じます。これらの筋肉は深層筋ですので、肝臓の機能を高めて血流を改善すれば、筋肉のバランスが取れ、ひざが安定して痛みも軽減します。

肝臓を元気にすると勝手にやせる

みなさん、**「やせる努力」**に疲れていませんか？　実は、肝臓を元気にすることで筋トレよりも脂肪を燃やすことができるのです。このことは私が２０２３年5月に『ホンマでっか!?ＴＶ』（フジテレビ系）の「太りやすい人お悩み解消スペシャル」に出演した際にお話しして、芸能人の方たちに大変驚かれました。

数あるダイエットの方法の1つとして、**基礎代謝（安静時に消費する熱量）を上げるダイエット**があります。

一般に、基礎代謝を上げるにはトレーニングをして筋肉をつける方法をイメージするでしょう。やせやすい体を作るには、筋肉を鍛えてその量を増やすこともよいのですが、筋肉だけがエネルギー（カロリー）を消費しているわけではありません。

実は、**筋肉以上にエネルギーを消費しているのが肝臓**です。第1章でも触れたように、私たちの体の臓器や器官の基礎代謝の割合は、肝臓が27％、脳が19％、筋肉（骨格筋）が18％と、肝臓がいちばん高いのです。

肝臓の基礎代謝量が高いのは、肝臓が私たちの体の中で最も大きな臓器であることと、生まれてから死ぬまで休むことなく働き続けているからです。それも化学反応というたいへんな作業を500以上もこなしているのです。

肝臓が疲れて仕事の効率が悪くなると、肝臓自身の基礎代謝も落ちます。基礎代謝全体に対する割合が大きいだけに、全身の基礎代謝に与える影響は心臓や筋肉、ほかの臓器や器官の比ではありません。

反対に、肝臓が元気に働くとエネルギーをより多く使うので、全身の基礎代謝も大きく上がります。つまり、**肝臓はダイエットの強い味方**といえるのです。

ただし、筋肉を鍛えることは、肝臓を元気にすることにもつながります。**筋肉は「第二の肝臓」**ともいわれ、アンモニアを無毒化したり、エネルギーになるグリコーゲンをためておいたりするなど、肝臓の働きを助ける役割を持っています。

ハードなトレーニングは疲労を招き、かえって肝臓に負担をかけるので、無理をしない程度に筋肉を鍛えるのがおすすめです。

適度なトレーニングと、バランスの取れた食事や休肝日を設けるなどして、肝臓を元気にすることが健康的なダイエットへの近道といえるでしょう。

肌のターンオーバーを正常にしてシミを消す

シミは医学的には4種類に分類されますが、最も多いタイプは紫外線が大きな原因の「**日光黒子**《にっこうこくし》」と呼ばれるシミです。このタイプのシミは、またの名を「**老人性色素斑**」ともいいます。淡い褐色や濃い褐色で、顔以外にも手や腕、背中など一年中あるいは暑い時期に露出する場所に多く現れます。

シミは女性にとって美容の大敵ですが、男性、とくに肌のことを気にしない中高年世代にとっても実は問題になることが少なくありません。シミを放置するとイボ状に盛り上がってきて「**脂漏性角化症**」という老人性のイボに進展することがあります。

また、お年寄りの中には、皮膚がカサカサしウロコ状になる「**日光角化症**」を起こしている人もいます。これも長年にわたって紫外線を浴び続け、「**光老化**」が起こった状態です。この日光角化症は、まれに皮膚ガンの原因になる危険があります。

シミの原因の7割は紫外線ですが、残りの3割のうちの大部分を、実は肝臓の機能低下が占めています。

紫外線を浴びると**チロシナーゼ**という酵素が活発になり、表皮のいちばん下の層にある**メラノサイト**（色素細胞）で**メラニン**という色素が生まれます。このメラニンが表皮の上の層に受け渡されることで、紫外線から皮膚を守っています。日に当たると色が黒くなるのはこのためです。

通常、皮膚の細胞は28日サイクルで新しい細胞に生まれ変わる「**ターンオーバー**」をくり返しています。夏の間に日焼けをして黒くなっても、秋には肌が元の色に戻るのは、ターンオーバーがきちんと働いているからです。

ところが、肝臓の機能が低下している場合、血液中に**活性酸素**が増えます。活性酸素は体内に侵入したウイルスを撃退する点ではよいのですが、同時に細胞を傷つけたり血液中の老廃物を増やしたりする性質も持っています。

活性酸素が増えて血液中の老廃物が新陳代謝の低下を招くと、皮膚細胞のターンオーバーが正常に機能しなくなり、本来ははがれ落ちるはずのメラニンが排出されずに沈着し、シミになるのです。

肝臓マッサージを行って肝機能を向上させると、ターンオーバーのサイクルが正常になるので、シミを薄くする効果が期待できます。

眉間にできる縦の深いシワは肝臓と深い関係がある

顔の周辺にできるシワは額《ひたい》のシワ、眉間《みけん》のシワ、目元のシワ、口元のシワ（ほうれい線）、首のシワなどさまざまです。同じ部位にできるシワでも、**小ジワ**、**紫外線ジワ**、**仮性ジワ**、**本ジワ**、**老人性ジワ**など違うタイプがあります。

大きな原因は、顔の筋肉やその筋肉に連動している部分が衰える**老化現象**です。それ以外にも乾燥によるもの、ニコニコしている人が目尻にシワができるように皮膚がその形状を記憶するもの（笑いジワ）、ダイエットの影響などがあげられます。

また、シワは内臓とも関係しています。**肝臓と関係が深いのは眉間にクッキリと縦に深く長くできるシワ**です。このシワは、脂肪の多い食事が続いて肝臓が腫れたり硬くなりかけていたりと、肝臓の状態がよくないことを示すとされています。

なお、このシワは、人相学的にも**「剣難の相」**と呼ばれ、短気で興奮しやすい状態を表すようです。このシワが出ると、つまらない争いごとに巻き込まれる危険がある

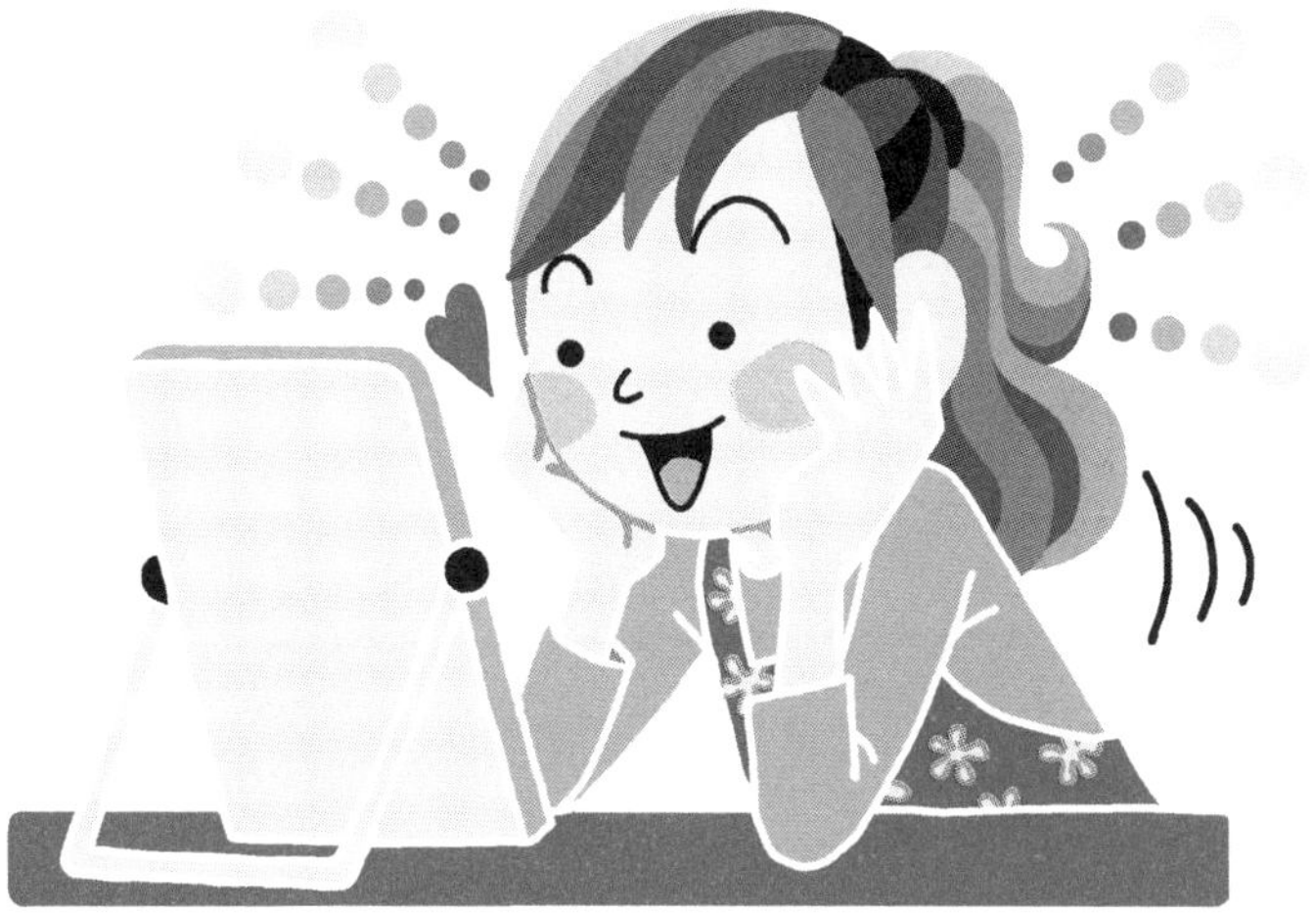

肝臓マッサージで血流を促せば肌のあらゆるトラブルを解決できる

とされています。

確かに、イライラしていると眉間にシワが寄ります。しかし、精神的な原因だけでなく、肝臓の機能低下とも関係があったのです。

肝臓をもむと肝臓の血流が改善して腫れが引き、精神的にもイライラがなくなり、眉間にシワが寄りにくくなります。そのほかのシワに対しても、肝臓の機能を向上させることで、細胞の若返りや、血流量が上がって水分のめぐりの改善による効果が期待できます。

目の下のくまを消して明るい印象になる

目の下にくまがあると暗い印象になり、疲れて老けて見えます。私たち人間は社会性の動物で、お互いにコミュニケーションをとりながら生活しています。「目は口ほどにものをいう」ということわざがあるように、スムーズなコミュニケーションに目の周辺の印象は欠かせません。

くまは大別して、**黒くま、茶くま、青くまの3タイプ**があります。

黒くまは、加齢や老化によって目の周辺の脂肪が小さくなったり皮膚がたるんだりするのが原因です。また、目の下の筋肉が衰えて目の下の脂肪が垂れ下がり、その下にへこみができて黒く見えるケースもあります。

茶くまはシミ同様、紫外線の浴びすぎや目をこすりすぎることで色素が沈着したもの、化粧品かぶれなどが原因です。

青くまは目のまわりの血流が悪くなり、薄い皮膚を通して滞った血液が透けて見える状態です。

老化による筋肉の衰え、色素沈着、血流の悪化と、どれも肝臓の機能低下に関係しています。ですから、**肝臓を元気にすることで目の下のくまを改善**できます。

とくに青くまは、加齢で肝機能が衰えがちな中高年だけでなく、まだまだ肝臓が元気なはずの20代、30代にも現れることがあります。最近の若い世代はコンピュータやスマホ、ゲームなどの画面を長時間凝視するため、**目の周辺に血行不良を起こしている人が増えている**ようです。

全身の血液のコントロールをしている肝臓が疲れると、全身の血流が悪くなります。とくに、**目のまわりの皮膚は卵の殻の内側に付いている薄皮くらいの薄さ**なので、酸素不足で黒っぽくなった血液が透けて見えます。

目のまわりのマッサージや温めたタオルを当てることなどでも、目の周辺の血が一時的に回復してくまが薄くなることはあります。対症療法としては手軽な方法ですが、肝臓マッサージで全身の血流を改善することが根本的な解決策です。

乾燥肌やニキビは疲労肝が引き起こす

肌の状態に敏感な女性は、同時に、肌のトラブルを抱えるケースも多いものです。とくに、肌のトラブルで多く耳にするのが**乾燥肌**。空気が乾燥する冬はもちろん、最近は夏でもエアコンの当たりすぎなどで、季節を問わず肌は乾燥にさらされています。肌の乾燥を予防・改善する化粧品は数え切れないほどあり、女性はいろいろな化粧品を試して、自分に合う・合わないを試行錯誤しているようです。

もちろん、化粧品などで表面から肌を乾燥から守ることも大切です。しかし、体の内側に問題があっては、いくら表面からケアしても根本的な解決にはなりません。

実は、**乾燥肌は肝臓が疲れていると起こりやすい**のです。

肌のすぐ下には毛細血管があって、肌はそこをめぐる血液から酸素や栄養を補給して健康な状態を保っています。肌の細胞に酸素や栄養が届くと常に新しい表皮が作られ、古くなった細胞が表面に押し出される新陳代謝（ターンオーバー）をくり返しています。

古くなった細胞は無用に思えますが、実は、肌の潤いにとって大切な働きがあります。古くなった細胞は何層にも重なり合い、**角質層**を作っています。この角質層には、細菌などから肌を守る**バリア機能**と、潤いを保つ**保湿機能**があります。じゅうぶんな潤いを持った皮膚は、角質層に20〜30%の水分が保たれています。

ところが、肝臓が弱って血液のめぐりが悪くなると、肌の細胞に必要なだけの酸素と栄養が届きません。すると、新しい表皮細胞が作られにくくなり、新陳代謝が衰えて古い細胞でできている角質がさらに古くなり、保湿機能を果たせなくなるのです。

一方、**脂性肌（オイリー肌）やニキビ、吹き出物などのトラブルも、肝臓の機能が弱っていると起こりやすくなります。**

肝臓は代謝や解毒の仕事をしていますが、疲労肝になると脂肪の代謝が悪くなったり、黄体ホルモンが増えて皮脂が過剰に分泌されます。ニキビや吹き出物は、肝臓の解毒作用が弱まって老廃物が排出されず血液に乗って肌まで届き、炎症を起こして膿とともに毒素を排出するためにできます。

乾燥肌も、その反対の脂性肌やニキビも、肝臓の働きを強化して体の内面からトラブルを解消しましょう。

白髪の原因は疲労肝による血液と栄養の不足

日本人の多くの人の髪の毛が黒いのは、**メラニン色素**によるものです。メラニン色素は頭皮の表皮にある**メラノサイト**で作られ、髪の毛のもとになる**毛母《もうぼ》細胞**に受け渡されることで髪の毛が黒くなります。

ところが、何らかの原因でメラニン色素が作られなくなると、髪の毛が黒くならず白髪が生えてきます。これには肝機能の低下による老化やストレス、疲労などが関係しているといわれています。若白髪の場合、遺伝的な要素も少なくありませんが、同じ若白髪でも肝機能の低下が原因のケースもあります。

肝臓は人間の活動のエネルギーとなる成分の代謝を行っています。また、血液を貯蔵し配分する血液のコントロールセンターでもあります。

その肝臓が疲れてエネルギーの代謝や血流量が低下すると、全身に届けられる血液、つまり、栄養や酸素の量が限られてきます。

私たちの体の機能はうまくできていて、各臓器や器官、パーツは生命活動を維持す

るための優先度が決められています。優先度の高い順から血液によって栄養や酸素が運ばれ、優先度の低いパーツなどはあと回しになります。肝臓を含め、生命活動を維持するうえで優先度が高いのは、心臓や腎臓などの臓器、脳です。これに対して髪の毛は、大切なパーツではありますが、なくても生命活動に大きな影響はありません。

つまり、体にとっては「髪の毛にメラニン色素で色をつけるのはあと回しでいいでしょ」「何？　血液が不足しているって？　じゃあ、もし余ったら髪の毛にも送っておこうか」程度のランクづけなのです。

こうして**肝臓が疲れると、髪の毛に血液が回らなくなり、その影響でメラニン色素を作り出せず、白髪が生えてくる**というわけです。同様に、抜け毛や枝毛、髪のぱさつきなど髪の毛に関するトラブルは、肝機能の低下が原因になっているケースが少なくありません。

シャンプーやトリートメント、育毛剤など、髪の毛に栄養を与えるためのケア製品はたくさんあります。それらを使うことも１つの方法ですが、髪の毛のトラブルを根本的に解決したいなら、食生活やアルコールの摂取を見直し、肉体的・精神的ストレスをため込まないような、肝臓にやさしい生活習慣を心がけることが大切です。

第4章

肝臓をもんで病気を治した体験者のレポート

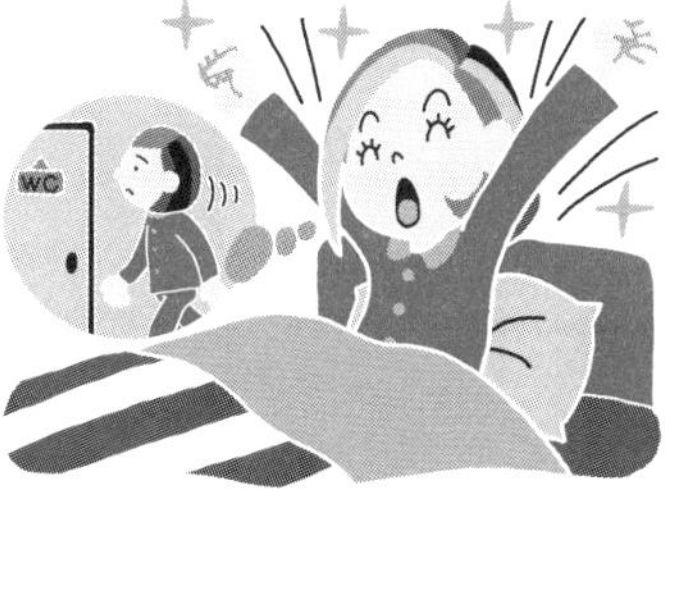

キーンという耳鳴りとフラッとするめまいが1カ月で消え、パンダのようといわれた目の下のくまも取れた

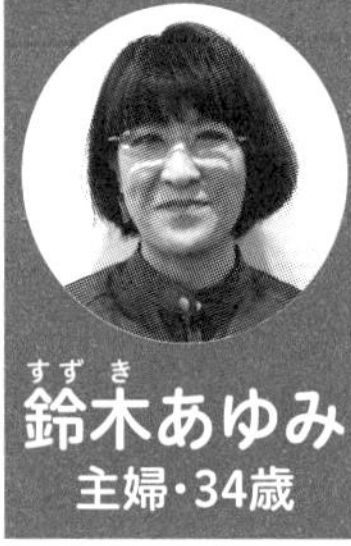

鈴木《すずき》あゆみ
主婦・34歳

●耳鳴りと不眠の悪循環

私は、２０１６年に２人めの子供になる長男を出産しました。上の子は女の子で、もうあまり手はかかりません。とはいえ、生まれたばかりの赤ちゃんは手がかかりますし、子供が２人になったことで、忙しさは倍以上になりました。

とくに夜中は、２〜３時間おきに授乳やおむつ替えで起きるので、寝不足の状態が続きます。私は一度起きるとなかなか寝つけないタイプで、眠いのに眠れない毎日でした。長女のときも同じだったはずですが、長男の出産後は以前にも増してつらく感じていました。

そんな毎日が続き、いつのころからか耳鳴りを感じるようになったのです。

私の場合、耳鳴りは聴力検査のときのような「キーン」という音が聞こえます。最初に耳鳴りに気づいて以来、子供の世話など家事で忙しくしているとき以外は常に聞こえます。長男が昼寝をしている日中も、家族みんなが寝入った夜も、とにかくまわりが静かになるとキーンと聞こえるのです。

耳鳴りを気にしながらウトウトしたり、ようやく寝入ることができたりしても、長男の泣き声で目が覚めます。授乳やおむつ替えをして「さあ、寝なくちゃ」と思うと、耳鳴りが気になって寝つけません。寝不足の状態が続いていたうえに、耳鳴りが重なって、さらにひどい寝不足になってしまったのです。

また、私は出産前から、ときどきめまいを感じることがありました。たとえばお皿を洗うために下を向いているときに、「地震？」という感じでフラッとするのです。長男を出産してからも、1週間に1回ほどめまいがありました

そして、寝不足や疲れがたまり、目の下にどす黒いくまもできました。目の下のくまは、ママ友に冗談で「パンダみたいね」といわれたほどです。

耳鳴りは寝不足や疲れを招くだけでなく、何か病気が関係しているのかと不安になります。病院に行くことを考えなくもありませんでしたが、長男は母乳で育てている

ので、なるべくなら薬は飲みたくありません。どうしたらいいのか途方に暮れる思いでした。

そんなことを、出産後の腰痛やひざ痛を見てもらっていた高林孝光先生に話したところ、すすめられたのが「肝臓マッサージ」です。

最初に肝臓マッサージと聞いたときは、「肝臓と耳鳴り？　不眠？　目の下のくま？」とまったくピンときませんでした。

そもそも肝臓がどこにあるのかも私は知りませんでした。「肝臓はここですよ」と先生に肝臓の場所を教わったときも、向かい合った先生と同じ側、自分の体の左胸の下に手を当てたほどです。

それでも、とにかく何かしなくてはと思った私は、先生に教わった方法で肝臓マッサージを始めました。２０１７年の10月ごろのことです。

●くまを消すための化粧品も不要になった

肝臓マッサージは、まず20秒ほど肝臓をさすり、次に30秒ほど指でローリングするように肝臓をマッサージします。そして両手を組んで肝臓のある右のわき腹あたりを

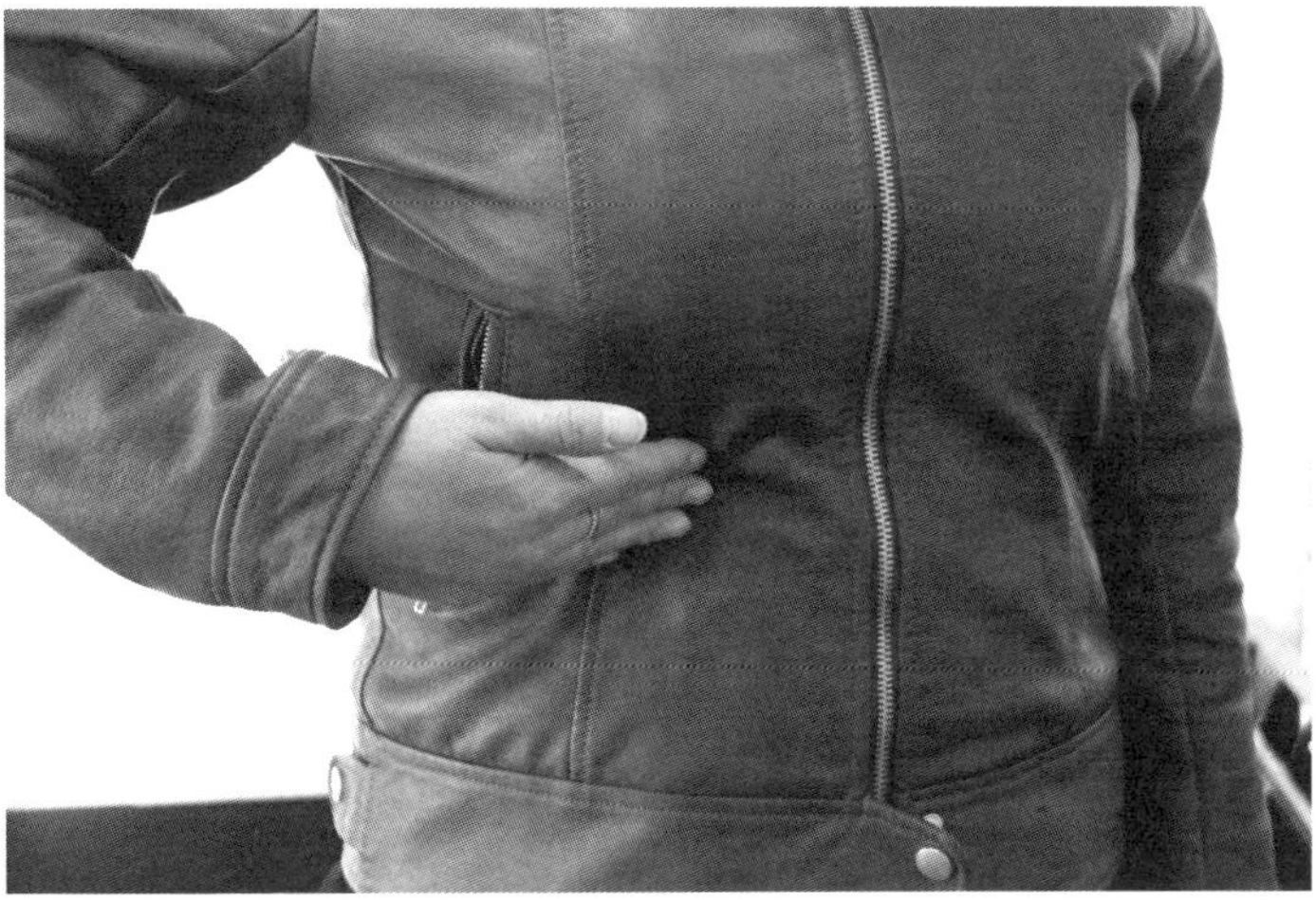

長男が昼寝をしている間に肝臓マッサージを1分ほど行った

はさんで、力を入れたり抜いたりして10秒間ポンピングするだけです（基本的なやり方は50ページを参照）。

私は肝臓マッサージを1日おきにやっています。1日に1回、長男が昼寝をしている間にやりました。1分くらいで終わるうえに、テレビを見ながらでもできるので、長男が寝ているすきに「いまだ！」という感じでやります。

また、先生には「忍者のポーズ」も教わりました。これは、忍術のようなポーズをとって肝臓に効果的なツボを押すものです（基本的なやり方は62ページを参照）。忍者のポーズは毎日、手が空いたときにやります。

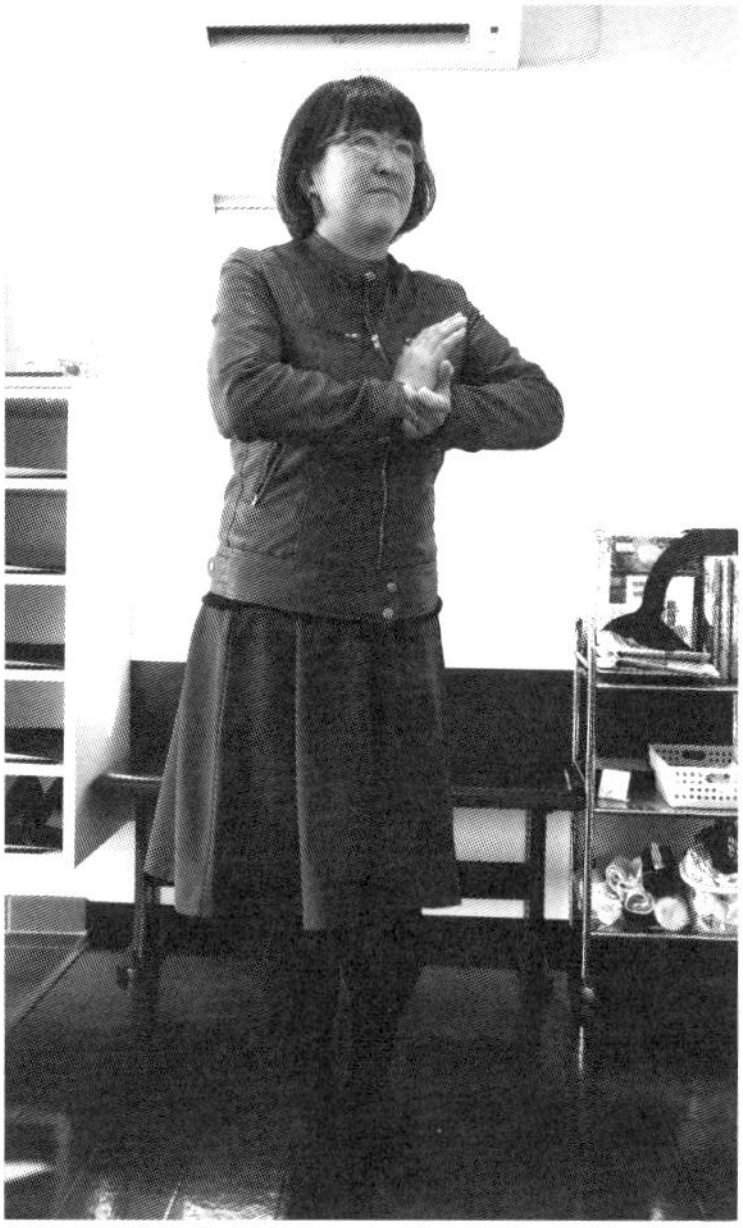

忍者のポーズを取る鈴木さん

私が肝臓マッサージをしているのを見て、「おもしろそうだ」と夫もやるようになりました。

肝臓マッサージの効果を最初に感じたのは夫のほうでした。夫はかなりお酒を飲みます。とくに、日本酒を飲んだ翌朝は、お酒が完全に抜けていないようで、つらそうでした。また、なかなか起きないので、私も困っていました。

そんな夫が、肝臓マッサージをするようになってからは「なんか目覚めがいい」というのです。確かに、日本酒を飲んだ翌朝もスッと起きてくるので調子がよいのでしょう。私も起こす手間がかかりません。

私はというと、肝臓マッサージを始めて、いつの間にか耳鳴りが聞こえなくなっていました。耳鳴りがしないことに気づいたのは、肝臓マッサージを始めてから1カ月弱くらいのときです。また、このころからめまいがすることもなくなりました。

長男も成長し、以前のように夜中に何度も起きなくてすむようになって、寝不足や疲れが少し軽減されたこともあったかもしれません。それでも、肝臓マッサージを始める前は耳鳴りが聞こえていたので、その効果には驚きました。

また、目の下のくまもかなり薄くなり、くまを消すための化粧品も使わなくなりました。もう「パンダみたい」というママ友もいません。

肝臓マッサージと忍者のポーズをやると、体がポカポカしてとてもよく眠れます。耳鳴りやめまいはすっかりなくなりましたが、夫とともに、これからも肝臓マッサージを続けて元気を保ち、子育てに励みたいと思っています。

監修者のコメント

聴神経《ちょうしんけい》（内耳神経《ないじしんけい》）は鼓膜の内側の内耳にあって、聴覚と平衡感覚を伝えています。耳鳴りの原因は完全には解明されていませんが、血流が悪くなることに起因するともいわれています。聴神経のまわりには毛細血管がたくさん分布しており、その毛細血管に不良化した白血球がつまることで血流が悪くなり、耳鳴りが発症すると考えられています。また、鈴木さんが顔や頭を動かしたときにめまいを感じる点からも、血液の流れが滞ったことで、平衡感覚を伝える聴神経がうまく働かなくなっていたと推測できます。

毛細血管の血液の流れをスムーズにするには、血液をサラサラな状態に保つことが重要です。肝臓マッサージを行って耳鳴りやめまいの症状が軽減したのは、肝臓の働きが向上し、新鮮でサラサラな血液が内耳の毛細血管を流れるようになったためと考えられます。

また、「パンダみたい」といわれるほど濃かった目の下のくまが薄くなったのも、血液がサラサラになり、全身の毛細血管の流れがスムーズになった表れでしょう。

食事制限も運動もせずに15キロのダイエットに成功し便秘も不眠も治って仕事も絶好調

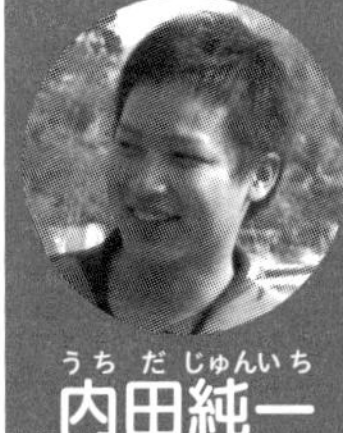

内《うち》田《だ》純《じゅん》一《いち》
会社員・28歳

●ほとんどが外食でお酒の席も頻繁

医療関係の営業をしている私は、毎食、ほとんどが外食です。営業先に出かければ当然のようにコンビニでお弁当を買って食べ、次の営業先へと向かいます。また、デスクワークの日も、昼食はやはりコンビニ弁当ですませてしまいます。

夜はお得意様との打ち合わせや接待のためのお酒の席が多く、帰りがけに弁当を買ったり丼物やラーメンなどを食べて帰ったりすることもしばしばです。

このような生活を続けているうちに、身長173センチで体重が70キロ台、80キロ台としだいに太りだし、とうとう90キロになってしまったのです。見た目はかなりポッチャリで、自分自身でも「デブだな～」と思うほどでした。

太って困るのは、やはり体が重く感じられることと、見た目の印象です。太りすぎはお得意様によい印象を持っていただけないのではないかというのが仕事の面での悩みでもありました。

もちろん、90キロになるまでには何度かダイエットも実行しました。食事制限や運動などで、確かに数キロはやせましたが、決して満足のいく結果ではありませんでした。

また、太ったことで、体調面でも悪影響が出てきました。なかでも困ったのが便秘です。太ってからというもの、1週間もお通じがないことはざらでした。なるべく自然に出るまで待つのですが、出たとしてもチョロッとだけで、まったくスッキリしません。いつもおなかが張っていて、気分も重くなります。

こうして重い便秘になったことで気持ちが切れてしまい、けっきょく、ダイエットはやめてしまいました。

そんな私が「肝臓マッサージ」を始めたのは、高林孝光先生の治療院に行ったのがきっかけです。そのころの私は、パソコンのやりすぎからくる手首の腱鞘炎で悩んでいました。得意先の人に腱鞘炎で悩んでいることを話したところ、高林先生の治療院を紹介してくれたのです。

仕事の合間を縫って治療院に出かけ、治療を受けるとともに、自分でできる腱鞘炎のケア方法を教えていただきました。そのとき、肥満や便秘で悩んでいることを相談すると、よい方法があるといって肝臓マッサージを教えてくれたのです。

最初に肝臓マッサージの話を聞いたときは、「肝臓をもんでやせるなんて本当かな」と疑いました。どう考えても肝臓とダイエットは結びつかなかったのです。

それでも、体調全般がよくなるのなら試す価値はあると思い、肝臓マッサージをやってみることにしました。

●最初の1カ月で3キロ減

肝臓マッサージは、肝臓を手のひらで20秒ほどさすり、次に指でローリングするように30秒ほど肝臓をマッサージします。そして、両手を組んで肝臓のある右のわき腹あたりをはさんで、10秒間、力を入れたり抜いたりしてポンピングするだけです（基本的なやり方は50ページを参照）。

私はほとんど毎日、営業で外を飛び回っているので、肝臓マッサージは決まった時間にはできません。それでも2日に一度は、空いた時間に肝臓マッサージをやっています。また、肝臓のツボをまとめて刺激できる「忍者のポーズ」も同時にやっています（基本的なやり方は62ページを参照）。

肝臓マッサージを始めてからも生活自体はまったく変えていません。コンビニ弁当も食べますし、夜のお酒の席も相変わらずです。運動もとくに何もしていません。

しかしながら、肝臓マッサージの効果は、始めてわずか1カ月で現れました。体重が3キロ減ったのです。

その後は少し停滞しましたが、半年後にはさらに2キロ、8カ月後にはさらに2キロと確実に体重は減り続けました。そして、1年後には、合計で15キロも減って75キロになったのです。

15キロもやせると、全身がスッキリしてきたのが自分でもわかります。ベルトの穴は2つめから4つめになり、それでもブカブカなほどです。1年前に着ていた服はまったく着られなくなり、スーツもふだん着もすべて買い換えました。それもうれしい悲鳴です。

オフィスでは以前の調子でコンビニ弁当を食べていますが、それでもやせていく私を見て、会社の同僚に「何か悩み事でもあるの？」といわれたほどです。

また、便秘にも効果がありました。２日に１回は確実にお通じがつくようになったのです。

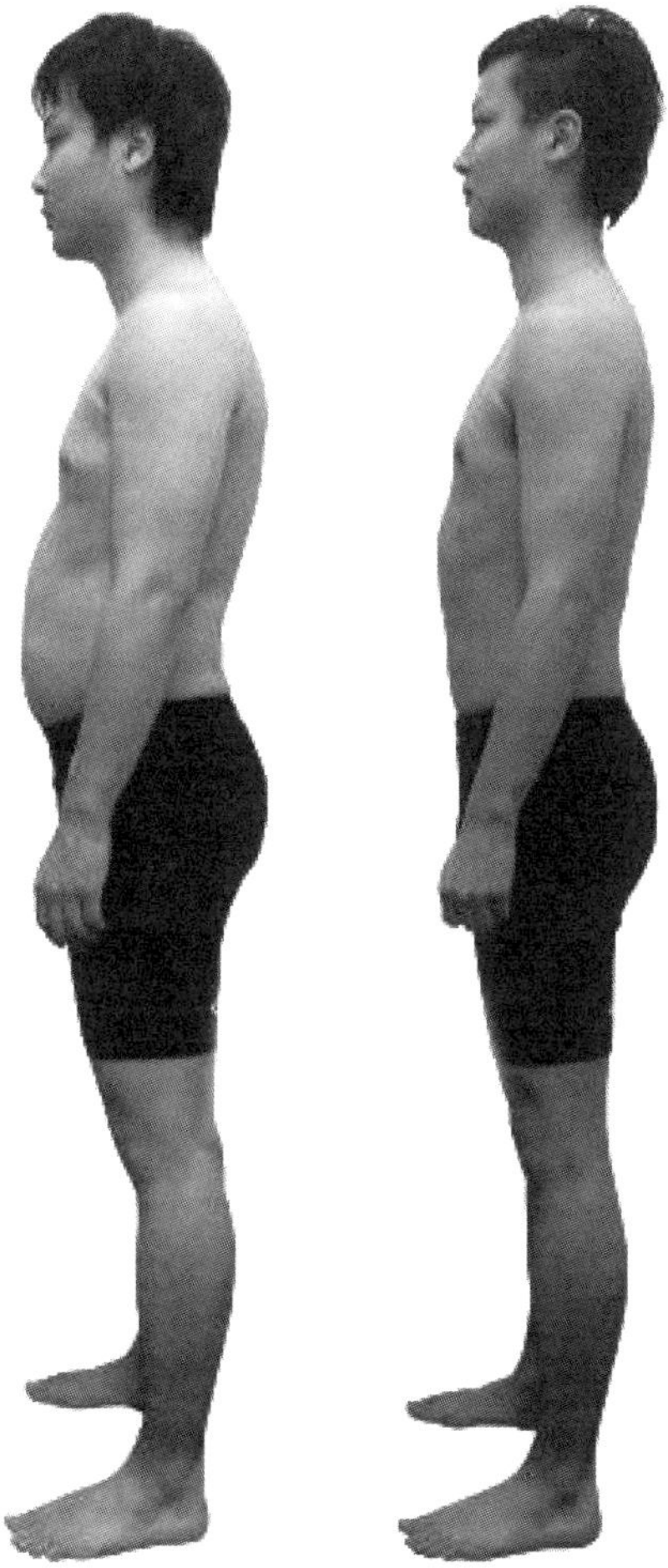

ダイエット前（左）とダイエット後では別人のよう

便秘だったころはおなかが張って気になり、夜もあまりよく眠れませんでした。そのため、睡眠不足で昼間に眠くなることもしばしばでしたが、肝臓マッサージでやせて便秘が改善してからは、ぐっすり眠れるようになり、睡眠不足もすっかり解消しました。

おかげで顔色もよくなり、見た目も健康的になりました。取引先とも以前にも増してコミュニケーションがうまく取れるようになり、仕事面でも効果を感じています。

私はお酒を飲めないわけではありませんが、接待などの場では少し控えぎみにし、翌日の仕事に影響が出ない程度しか飲みません。それでも肝臓マッサージを始めてからは、毎朝スッキリ起きられています。

現在は、体重をもう少し落とし、毎日の快便が目標です。目標を達成しても、体調管理のため、肝臓マッサージは続けます。

監修者のコメント

早食いや大食いは、太りすぎの大きな原因の１つです。ゆっくりと食事をする時間がなければどうしても早食いになりますが、「時間がない」とイライラすると、自律神経のバランスがくずれて、緊張をつかさどる交感神経が優位になり、さらにイライラがつのって早食い・大食いをするという悪循環になります。

肝臓は血液の流れを支配していますが、同時にイライラやリラックスなど神経のバランスを整える働きもあります。肝臓に適度な刺激を与えるマッサージは心地よく感じられ、気持ちも落ち着いてきます。すると、交感神経が抑えられ、リラックスをつかさどる副交感神経が優位になり、早食い・大食いといった、よくない食事のとり方にも変化が現れるはずです。また、肝臓マッサージで全身の血流が改善すると、代謝が上がることも考えられます。

生活スタイルを変えたわけでもなく、運動も食事制限もとくにしていない内田さんの体重が大きく減ったのは、よく嚙むようになったなど食事のとり方がよくなり、全身の血流が改善して代謝が上がった結果ではないでしょうか。

鈍痛と激痛をくり返す生理痛が解消して鎮痛剤と決別しこむら返りも眼精疲労も一掃できた

小林《こばやし》 茜《あかね》（仮名）
主婦・36歳

●おなかが「キュッ」となって家事もできない

私が高林孝光先生の治療院へ初めて行ったのは、２０１７年4月のことです。

私は、その年に入ってからギックリ腰を3回もくり返していました。2回めまでは何日か安静にしてどうにか治しましたが、さすがに3回めともなると、「ちゃんと見てもらって根本から解決しなくては」と思い、治療院に行ったのです。

何度か通ううちに、ギックリ腰の症状はすっかりよくなりました。その間、先生といろいろなお話をする中で、日ごろから生理痛がひどくて悩んでいることを相談しました。

私は生理痛がひどく、生理が始まるとおなかに常に鈍痛があり、ときどき急におなかを何かでつかまれたように「キュッ」という激痛が走ります。しばらくすると激痛はなくなりますが、その後も鈍痛が続き、また「キュッ」と激痛が走ることをくり返すのです。

ですから、生理が始まると鈍痛と激痛で家事など何もできなくなり、それをやわらげるために鎮痛剤に頼っていました。

このようなお話をしたところ、自宅でできるよい方法があるといって教えてくれたのが「肝臓マッサージ」でした。

肝臓は血液がたくさん集まる臓器で、肝臓が疲れていると体にさまざまな不具合が出るようです。私はお酒を飲まないので、肝臓には自信がありました。そもそも肝臓がどこにあるのかもよく知りませんでしたし、肝臓の状態を気にしたことは一度もありません。

最初は「生理痛に肝臓？」と思いましたが、軽い気持ちで肝臓マッサージをやることにしたのです。

●生理がくるたびに痛みが薄れていった

肝臓マッサージは、まず20秒ほど肝臓をさすり、次に30秒ほど指でローリングするように肝臓をマッサージします。そして両手を組んで肝臓のある右のわき腹あたりをはさみ、「キュッ、キュッ、キュッ」と力を入れたり抜いたりして10秒間ポンピングして終了です（基本的なやり方は50ページを参照）。

私は肝臓マッサージを1〜2日おきに、朝と夕方の2回やりました。

また、先生には肝臓に効果的ないくつものツボを一度に刺激できる「忍者のポーズ」を教えていただきました。忍者のポーズは肝臓マッサージをやったあとに必ず行い、肝臓マッサージをやらない日も毎日、朝と夕方にやります（基本的なやり方は62ページを参照）。

不思議なことに、肝臓マッサージをやると体がポカポカと温かくなります。とくにマッサージのあとに忍者のポーズをやると、ポカポカ感が長続きします。

こうして肝臓マッサージを始めてから1回めの生理がきました。そのときは「キュッ」という痛みが軽くなったように感じました。

なお、生理中も痛みがないときは肝臓マッサージをやりました。このときは、念のために鎮痛剤を飲んだ記憶があります。

この1回めの生理のときに、なんとなく肝臓マッサージの効果を感じた私は、その後も肝臓マッサージを続けました。すると、2回め、3回めと生理がくるたびに痛みが薄れてきて、それ以降は多少の痛みは感じるものの、薬は飲まなくても平気になりました。

私の場合、肝臓マッサージは生理痛以外にもいろいろな体の不調に効果があったようです。

振り返ってみると、3回くり返したギックリ腰は、すべて生理が終わる寸前か終わった直後に起こっていました。それが、肝臓マッサージを始めてからは、1回もギックリ腰になっていません。また、腰痛もありません。

また、私は以前からこむら返りに悩んでいました。運動などでふくらはぎの筋肉を酷使したわけではないのに、ふとした瞬間に左右どちらかのふくらはぎがつるのです。

とくに、昼間の家事の休憩時間にソファーで横になったときや、夜ふとんに入ったときに、いきなりふくらはぎがつって「イテテテ」となります。しばらくすると収まりますが、1週間に1回ほどそういう状況になるので、次はいつふくらはぎがつるのか不安な気持ちになっていました。

さらに、私は眼精疲労（疲れ目）で目の奥のほうがジーンと痛くなることがしばしばでした。目のまわりのマッサージや温めたタオルを目に載せるなど、いろいろなことを試しましたが、いっこうに眼精疲労は改善しませんでした。

ところが、肝臓マッサージを始めてからは、こむら返りも眼精疲労もまったく感じなくなったのです。

簡単なマッサージとポージングだけでいろいろな悩みが解消するとは、とても不思議な気分です。これからも私のとっておきの健康法として、肝臓マッサージを続けていこうと思っています。

監修者のコメント

生理痛には、子宮内膜症や子宮筋腫など何らかの病気が隠れている器質性月経困難症と、原因となる病気のない機能性月経困難症の2つに大別できます。

このうち後者は血液の状態や血流と密接に関係しており、カイロや足湯など体を温めることで症状が緩和するとされています。これは、体を温めたりリラックスしたりすることで、自律神経のうち、リラックスをつかさどる副交感神経が優位になり、血流がよくなるためです。

血流を支配している肝臓に適度な刺激を与えることで、肝臓の働きがよくなり、肝臓を通って全身を流れる血液の状態もよくなります。また、自律神経のバランスが整い、生理中のイライラが軽減する効果も考えられます。

こむら返りが起こらなくなったのは筋肉内の血流が改善したためで、眼精疲労が取れたのは目の周囲の血流が改善したためと考えられます。

一晩に2~3回はトイレに起きる夜間頻尿が改善し熟睡感が戻ってスッキリ目覚める毎日

赤江《あかえ》 栄《さかえ》(仮名)
主婦・42歳

●2時間の睡眠を3回くり返す

私は2人めの子供を出産した35歳以降、夜中にトイレに起きる回数が増えました。ハッキリと何歳からとはいえませんが、気がついたら「そういえば、夜、トイレに起きるようになったな」と感じるようになったのです。

それまでは1回も起きないか、まれに起きても1回だけでした。それが1回は必ず起きるようになり、寒い時期などは多いときで3回は起きます。

夜中に何度も目が覚めて困ることは、熟睡感がないことです。床につく時間はまちまちですが、私は朝は5時半から6時には起きます。たとえば午前0時に寝て6時に起きると、睡眠時間は6時間ですが、その間に2回トイレで目が覚めると、2時間の睡眠を3回くり返す計算になります。

幸いなことに、トイレに起きたまま朝まで眠れないことはなく、「眠れないな〜」と思いつつ寝入っているようです。しかし、しょっちゅう起きている感覚があり、起床時には「なんだ、もう朝？」と熟睡した感じがしないのです。

夜中に2回、3回起きた翌日は頭が重く、眠くなります。一日中眠けを感じながら家事をするような状態でした。

「なんでトイレに起きるようになったんだろう」と思いながらも、起きる回数が少ない日には睡眠時間を取り戻せた気がするので、とくに病院で診てもらうことはありませんでした。

そんな私が高林孝光先生に「肝臓マッサージ」をすすめられたのは、2017年11月ごろのことです。ママさんバレーや家事でかがむ姿勢をよくすることから、腰痛やひざ痛があり、先生の治療院へは以前から通っていました。ちょうど寒くなる時期に、トイレに起きる回数のことをお話ししたところ、「いろいろな体の不調によい方法がある」と教えてくれたのが、肝臓マッサージでした。

先生の話を聞いて、私はすぐに肝臓マッサージをやろうと思いました。というのも、私はふだんはお酒は飲まないのですが、友人や子供の友達のお母さんなどとの集まりがあると、かなりの量のお酒を飲みます。

お酒は肝臓に負担をかけることは知っていましたので、飲む前にはいつも市販のウコン入りドリンクを飲んでいました。肝臓マッサージのことを聞いたときに、ウコン入りドリンクに加えて肝臓マッサージをすれば、肝臓にもっとやさしくできるのではないかと考えたのです。

●「お母さんに、『マッサージはやった？』って聞いてね」

肝臓マッサージは、最初に20秒ほど肝臓をさすり、続けて30秒ほど指でローリングするように肝臓をマッサージします。最後に、両手を組んで肝臓のある右のわき腹あたりをはさみ、「ギュッ、ギュッ」と軽く力を入れたり抜いたりして10秒間ポンピングして終了です（基本的なやり方は50ページを参照）。また、肝臓マッサージのあとには、肝臓に効くツボを刺激する「忍者のポーズ」を1分間行います（基本的なやり方は62ページを参照）。

肝臓マッサージは、2日に一度、寝る前にやります。忍者のポーズは、肝臓マッサー

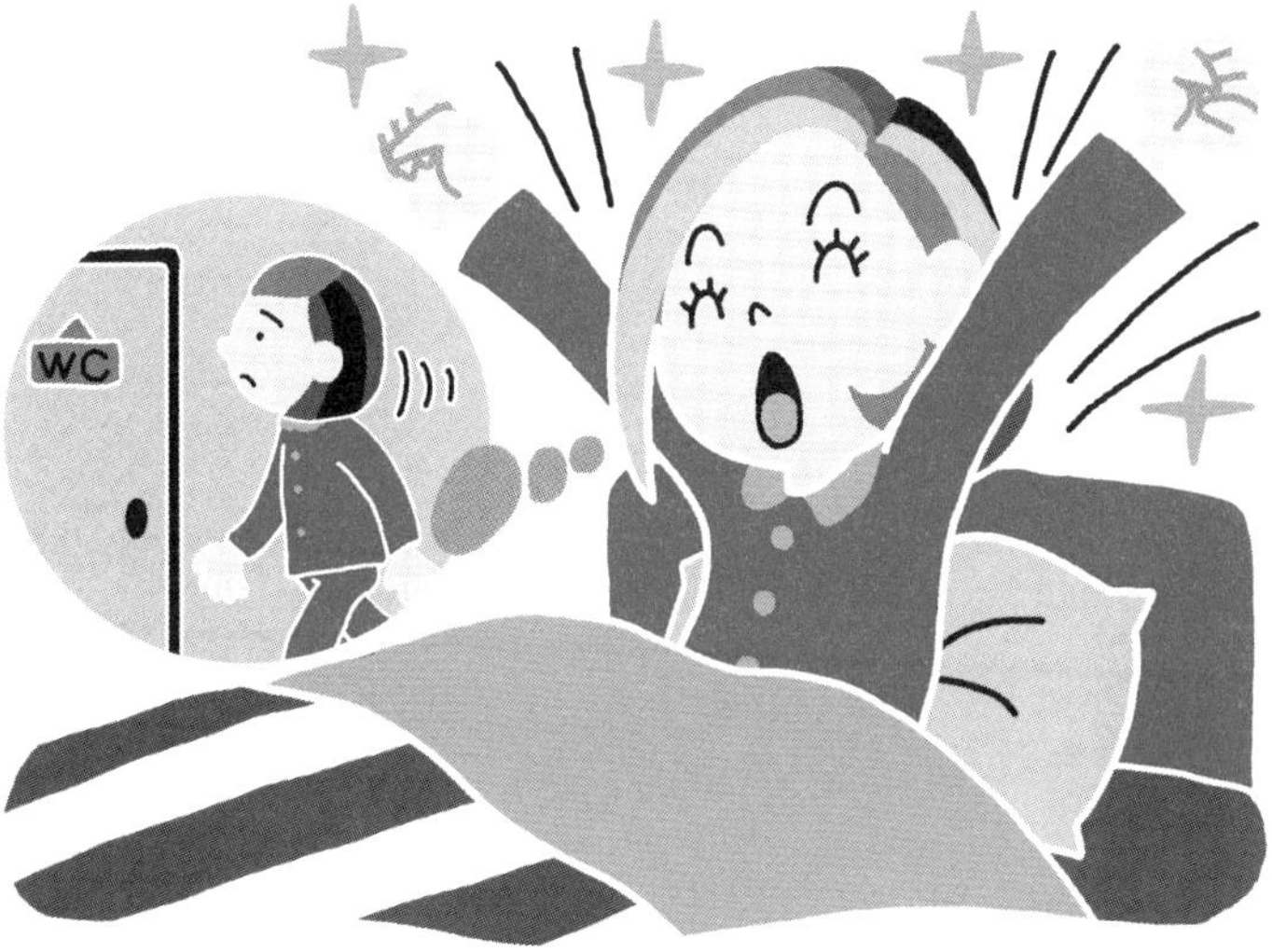

「そういえば夕べはトイレに起きなかった」

ジをやらない日も毎日行います。肝臓マッサージをやると、やっている最中から体が熱くなってポカポカしてきます。とくに忍者のポーズもやると、寒い時期にもかかわらず額がジワッと汗ばむほど体が熱くなります。

肝臓マッサージの効果はすぐに感じました。やるのは1日おきですから、やって寝た日とやらないで寝た日が交互にきます。朝起きて「昨日の晩はトイレに起きなかった」と気づく日は、必ず肝臓マッサージをやって寝た日なのです。

最初は、肝臓マッサージを朝の習

慣にしようと考えましたが、夜やってすぐに効果を感じたので、引き続き夜にやることにしました。そして、肝臓マッサージを忘れないように、子供に「お母さんに、『マッサージはやった？』って聞いてね」とお願いしました。

すると、肝臓マッサージをしないで寝た日も夜中にトイレに起きない日が出てきたのです。まったく起きないことはありませんが、これまでの感覚で平均が1日に1〜2回だとすると、0〜1回に減ったのです。しかも、3回起きることはまったくなくなりました。

トイレに起きる回数が減ってからは、熟睡感が得られるようになり、昼間に眠くなることもなくなりました。手軽にできる肝臓マッサージですが、予想以上の効果が感じられて驚いています。

監修者のコメント

近年は過活動膀胱性の頻尿で悩む人が増えています。膀胱には尿のたまり具合を察知するセンサーがあり、通常は尿が500〜600ミリリットルたまるとセンサーが反応して尿意をもよおします。ところが、過活動膀胱の場合、このセンサーが過敏になり、１００〜２００ミリリットルたまっただけで急に尿意をもよおし、トイレに行く回数が増えたり、トイレに間に合わずに尿漏れしたりします。

過活動膀胱は、ストレスが大きな原因の１つです。ストレスを受けると、自律神経のうちの交感神経（緊張をつかさどる神経）が優位になり、センサーを狂わせていると考えられます。

また、洋式トイレの普及や座り仕事が多いため、膀胱や子宮などを支えている骨盤底筋群が弱くなることでも、センサーがうまく働かなくなります。

赤江さんの頻尿が改善したのは、肝臓の働きが向上し、交感神経と副交感神経（リラックスをつかさどる神経）のバランスが整ったことと、骨盤底筋群に酸素と栄養が行き渡り骨盤底筋群が強化されたためではないでしょうか。夜間にトイレに起きることなく、ぐっすり眠れるようになったことも、自律神経のバランスによい影響があったと考えられます。

監修のことば

厚生労働省の報告によると、2016年の日本人の死因トップ5は、第1位が悪性新生物（ガン）、第2位は心疾患（心筋梗塞や狭心症）、第3位は肺炎、第4位は脳血管疾患（脳梗塞や脳出血など）、第5位が老衰でした。

このうち第2位の心疾患と第4位の脳血管疾患は、どちらも血液と血管の状態が悪くなって生じる「動脈硬化」によって引き起こされる病気です。これらの病気で死亡する人の割合を合わせると、第1位のガンに匹敵します。そう考えると、血液と血管をよい状態に保つことは、健康で長生きする条件といえるでしょう。

病気にならないまでも、私たちの日常生活で感じる「疲れが取れない」「いつもだるい感じがする」「肌荒れが気になる」などの不快な症状も、すべて血流が滞っていることが原因です。

私たちの体には血管が張りめぐらされていますが、血流で大切なのは太い動脈や静脈ではなく、むしろ毛細血管といわれるとても細い血管です。すべての血管を集めてつなぐと、その全長は約9万キロ、地球を2周半する長さにもなります。その約90％

が、直径7ミクロン（1ミクロンは1000分の1ミリ）と髪の毛の14分の1の細さの毛細血管です。

その中を毎分約5リットルの血液が流れ、1分間で体内を1周します。血液の成分の45%は赤血球、白血球、血小板などの細胞です。赤血球は円盤状で、大きさは直径約8ミクロン、厚さは2ミクロンです。白血球は顆粒球《かりゅうきゅう》やリンパ球などいくつか種類があり、直径は赤血球より大きく10~25ミクロンです。血小板は血球の中では最も小さく、直径は2~3ミクロンです。

血液は私たちの体を作っているすべての細胞に酸素や栄養、ホルモンを送り届け、同時に不要になった二酸化炭素と老廃物（体内で不要になり体外に排出されるべき物質）を受け取り、体温調節もするなどの働きを担っています。

血液が毛細血管の中をスムーズに流れるためには、「サラサラ血液」であることが大切です。サラサラ血液に対し、不健康な血液は「ドロドロ血液」になります。

ストレスや喫煙、過労、睡眠不足、食品添加物、紫外線の浴びすぎなどで、血液中に過剰な活性酸素（増えすぎると体に害を及ぼす非常に不安定な酸素）が発生します。するると、白血球が茶色っぽくなり、白血球同士がくっつき合い、さらには血小板も仲間に誘い込んでダンゴ状態になります。これを白血球の「不良化」と呼びます。さらに、不良化した白血球は顆粒球の中の好中球《こうちゅうきゅう》から血液中に大量の活性酸素を放出するという、まさに不良的な悪さをして血液がドロドロになるのです。

血液がドロドロになると、当然、流れが悪くなります。すると細胞に酸素や栄養が届きにくくなり、体の各部位にさまざまな不具合、不調が発生し、老化のスピードも高まります。

肝臓は私たちの臓器で最大のもので、全身の血液の流れを支配しています。肝臓の血管の99％は「類洞《るいどう》」と呼ばれる毛細血管です。焼き肉屋や焼き鳥屋で、一度はレバーを目にしたことがあると思いますが、見た目もその働きもまさに血液のかたまりです。

その肝臓の中に不良化した白血球を含んだドロドロ血液が入ってくると、類洞につまり、血流が滞ります。すると、つまった白血球から活性酸素が大量に発生し、肝臓の働きが悪くなります。その状態が続くと類洞が圧迫されて細くなり、血流がさらに滞って肝臓の働きも悪くなる悪循環が起こります。

また、ストレスや喫煙は自律神経のバランスを乱し、交感神経を優位にします。このことでも血流が悪くなり、活性酸素が過剰に発生する原因になります。

そして、活性酸素たっぷりの血液が肝臓から全身の細胞に送り出されることで、前述したように体の各部位にさまざまな不具合、不調が発生し、老化のスピードも上がります。

したがって、健康維持や老化予防には、血液をサラサラに保つことと、肝臓の働きを高めて血液の流れをスムーズにし、肝臓に不良化した白血球がたまらないようにすることが重要です。

その方法として、本書では「肝臓マッサージ」をおすすめしています。

マッサージで肝臓に軽い刺激を加えると、肝臓の血流がスムーズになることが考えられます。また、肝臓への適度な刺激は気分的にリラックスできるうえに、ツボ刺激によっても交感神経を抑え、副交感神経が優位になることが考えられます。このことでも白血球の不良化を軽減することができるでしょう。

肝臓はほかの臓器と違い、比較的、皮膚の上から触れやすい臓器です。血液や血管の状態が私たちの健康に大きな影響を与えることを考えると、血液の流れを支配している肝臓をマッサージすることは、興味深い健康法といえます。

おわりに

日本人間ドック学会のデータによると、人間ドックを受診した人のうち肝機能に異常が認められた受診者の割合は、１９８４年には全体で９・６％と約10人に１人でした。ところが、30年後の２０１５年には33・２％と３人に１人に急増しています。男女別に見ると、２０１５年は男性の40・２％、女性の22・８％と男性の割合が多くなっています。

同じデータによると、肥満の割合は30・４％となっています。肥満の割合も高いですが、肝機能に異常がある人が肥満の人よりも多い点に驚きます。

肥満は、まさに見た目から判断できますし、本人も自覚しているはずです。また、国や学会でも「ロコモティブシンドローム（運動器症候群＝ロコモ）」の危険性についての知識を広め、肥満が健康に悪影響を及ぼすことは、いまや一般常識になっています。

もちろん、肝機能異常についてもさまざまな方面が、脂肪肝や肝硬変（肝臓の細胞が破壊されて肝臓全体が硬くなる病気）の危険性を広める努力はしています。しかし、肥満ほど大きな話題にならないのは、肥満に比べて見た目からは肝機能異常の有無を判断しにくく、自覚症状もほとんどないからではないでしょうか。

それが「沈黙の臓器」、肝臓の危ういところです。がまん強い肝臓は、自身に異常や機能障害があってもなかなか声を上げません。ただ黙々と働き続け、全身の臓器や器官のための縁の下の力持ちの役目をこなしています。しかし、いたわられることなく働き続けると、さすがの肝臓にもだんだん疲れがたまってきます。そして、持ち主である私たちがハッキリと肝臓の異常を自覚したときには、著しく機能が低下しています。

肝臓のことをふだんから気にしている人は少ないでしょう。しかし、本書を読んでくださったあなたは、肝臓がどれだけ大切なものかを理解していただけたはずです。これを機に、ぜひとも肝臓の声を聞いてあげてください。

まずはふだんの自分の生活や体調を振り返り、肝臓と対話をしましょう。沈黙の臓器とはいえ、肝臓は小さな声で何らかのメッセージを発しているはずです。疲れが取れにくい、だるさが続く、お酒や食事がおいしく感じられなくなった、肌の調子がすぐれないなどなど、肝臓が疲れていると小さい変化が必ずあるはずです。

その声が聞こえたら、本書で紹介した肝臓マッサージとツボ押しで、肝臓をねぎらってあげてください。

ところで、健康や病気とは少し方向が違いますが、肝臓を大事にしている人たちがいます。私は、都内で鍼灸《しんきゅう》接骨院を開業しており、治療院での日々の治療のほかに、スポーツチームやアスリートの体のケアを行っています。

そのアスリートの1人、ボクサーの方が「肝臓を打たせてはいけない」といっていました。

ボクシングのパンチにはリズムを作るためのジャブ、あごに入れて一発で大きなダメージを与えるフックやストレートなどがあります。これとは別に、ボディを攻撃するボディブローというパンチがあります。これは試合の早い時期から打ち続けることでジワジワと効き、ラウンドが進むごとに相手の体力を奪います。相手の動きが鈍くなったところで、あごへのストレートでノックアウト、という使い方をします。

ところが、ボディブローでも、一発で相手を悶絶させるパンチがあるのだそうです。それがレバーブローと呼ばれる、肝臓への一撃です。

同じようなボディへの強烈なパンチに、ストマックブローがあります。ストマックブローは胃へのパンチですが、これが決まったときもノックアウトの確率が高いといいます。それだけに、ボクサーはメディシンボール（トレーニング用の重いボール）をおなかの上に落とすなどして腹筋を鍛え、ストマックブローに備えているのだそうです。

ところが、唯一鍛えられないのが、肝臓がある肋骨の下あたりです。ここには筋肉がなく、薄い皮膚のすぐ下に肝臓があります。ここにパンチが入るとダメージがとても大きく、立っていられないのだそうです。対策は、とにかくパンチを入れられないように腕でガードするしかないといいます。

このように、ある意味、ボクサーは肝臓に気を使っているものです。私はその彼に、肝臓マッサージを教えました。すると、あるとき「減量中はカゼをひきやすかったのですが、肝臓マッサージを始めてからはカゼをひきにくくなりました」と話してくれたのです。

これは、肝臓マッサージを行うと免疫力（体内に病原体が侵入しても発病を抑える力）もアップすることを物語っています。

本書では、肝臓を元気にすることで期待できるさまざまな健康効果、若返り効果を紹介しました。私自身、本書を書き進めていくにつれて、肝臓がどれほど大事な臓器なのかを改めて認識し直しました。

働き者で縁の下の力持ちの肝臓ですが、私たちの健康の「肝《きも》」はまさに肝臓にあります。ぜひ本書を健康増進、全身の若返りにご活用いただければ、著者としてこれ以上の喜びはありません。

最後になりましたが、本書の監修を賜りました栗原クリニック東京・日本橋の栗原毅院長に深謝申し上げます。

また、本書は何度も版を重ねていて、私にとって非常に思い入れの深い本だったのですが、発行元の倒産により絶版になるところを株式会社ワニ・プラスの佐藤俊彦社長、宮﨑洋一編集長のお申し出により、新装版として再び世に出せたことに厚く御礼申し上げます。

2023年、晩夏の候

著者記す

●著者プロフィール

高林孝光（たかばやし・たかみつ）

1978年東京都生まれ。はり師、きゅう師、柔道整復師。アスリートゴリラ鍼灸接骨院院長。フジテレビ系列『ホンマでっか！？TV』の運動機能評論家や、雪印メグミルクの「かんたん骨（コツ）体操」の体操考案、指導も行っている。主な著書に『五十肩はこう治す！』『身長は伸びる！――子どもはもちろん！大人になっても』（ともに自由国民社）、『ひざ痛がウソのように消える！1日40秒×2 ひざのお皿エクササイズ』（CCCメディアハウス）、『たった10秒！子ども筋トレで能力アップ―わが子がたちまち限界突破！』（さくら舎）などがある。アスリートゴリラ鍼灸接骨院のホームページ　https://www.hiza2.com/

●監修者プロフィール

栗原 毅（くりはら・たけし）

1951年、新潟県生まれ。北里大学医学部卒業。栗原クリニック東京・日本橋院長。前慶應義塾大学大学院教授、前東京女子医科大学教授。「血液サラサラ」の名付け親としても知られる。医療過疎地とテレビ電話を利用した遠隔医療を行うなど、予防医学の実践者として活躍している。主な著書に『糖尿病は歯ブラシで治せる』（マキノ出版）などがある。

〈参考文献〉

『身体運動の機能解剖』Clem W. Thompson, R.T.Floyd 共著　医道の日本社
『ぜんぶわかる筋肉の名前としくみ事典』肥田岳彦・山田敬喜監修　成美堂出版

血流がよくなり免疫力アップ！

病気を治したいなら 1分間肝臓をもみなさい【新装版】

著者　高林孝光
監修者　栗原 毅

2023年10月10日　初版発行

発行者　佐藤俊彦
発行所　株式会社ワニ・プラス
〒150-8482
東京都渋谷区恵比寿4-4-9　えびす大黑ビル7F
発売元　株式会社ワニブックス
〒150-8482
東京都渋谷区恵比寿4-4-9　えびす大黑ビル

装丁　柏原宗績
装画・本文イラスト　あべゆきこ・株式会社コヨミイ
図版作成　田栗克己
DTP　小田光美
印刷・製本所　中央精版印刷株式会社

ISBN 978-4-8470-7353-3
ワニブックスHP　https://www.wani.co.jp